Sri Kumar K.
Velavan Krishnan
Krishna Kumar Raja V. B.

Tratamento de lesões vasculares de cabeça e pescoço

Sri Kumar K.
Velavan Krishnan
Krishna Kumar Raja V. B.

Tratamento de lesões vasculares de cabeça e pescoço

ScienciaScripts

Imprint

Cover image: www.ingimage.com

This book is a translation from the original published under ISBN 978-620-7-80568-6.

Publisher:
Sciencia Scripts
is a trademark of
Dodo Books Indian Ocean Ltd. and OmniScriptum S.R.L publishing group

120 High Road, East Finchley, London, N2 9ED, United Kingdom
Str. Armeneasca 28/1, office 1, Chisinau MD-2012, Republic of Moldova, Europe
Printed at: see last page
ISBN: 978-620-7-78705-0

Índice

INTRODUÇÃO 2

CLASSIFICAÇÃO 7

REVISÃO DA LITERATURA 16

DISCUSSÃO 32

GESTÃO 73

CONCLUSÃO 130

BIBLIOGRAFIA 132

INTRODUÇÃO

As anomalias vasculares são um grupo de lesões derivadas de vasos sanguíneos e linfáticos com histologia e comportamento clínico muito variáveis. Constituem as anomalias congénitas mais comuns em bebés e crianças. As lesões vasculares podem surgir tipicamente na cabeça e no pescoço e podem ter uma variedade de aparências.[1] A maioria destas lesões são cutâneas e congénitas, mas outras podem ser adquiridas e malignas. As lesões vasculares na cabeça e no pescoço podem ter uma vasta gama de patologias. Estas incluem uma vasta gama de tumores e deformidades, desde anomalias capilares simples a estruturas complexas de artérias, veias e sistema linfático com histologia e comportamento clínico muito variáveis. Tanto os hemangiomas como as malformações vasculares são malformações endoteliais. A classificação e a nomenclatura utilizadas para descrever as malformações endoteliais têm sido uma fonte de confusão. Anteriormente, as anomalias vasculares eram frequentemente designadas por "*hemangioma*" e especificadas por adjectivos como "capilar", "morango", "cavernoso", "central", "venoso", etc. As lesões que continham linfa eram designadas por linfangiomas ou higromas quísticos.[50] Infelizmente, o rótulo genérico "*hemangioma*" foi aplicado a muitos tipos de lesões vasculares, tanto congénitas como adquiridas, com diferentes etiologias e apresentações clínicas.[1,2] James Wardrop, um cirurgião londrino, foi o primeiro a reconhecer as diferenças entre os verdadeiros hemangiomas e as malformações vasculares menos comuns. Apesar do trabalho do Dr. Wardrop, identificadores descritivos como hemangioma de morango e mancha de salmão continuaram a ser utilizados até à década de 1980. Esta terminologia não se correlacionava com o comportamento biológico ou a histologia destas lesões. O campo registou um avanço significativo em 1982, quando Mulliken e Glowacki propuseram uma categorização biológica que distinguia entre duas entidades únicas: malformações vasculares e hemangiomas. [1]

O termo hemangioma descreve atualmente uma lesão que é neoplásica, demonstrando hiperplasia endotelial. As malformações vasculares, pelo contrário, não demonstram hiperplasia celular, mas apresentam ectasia progressiva de vasos anormais revestidos por endotélio plano numa fina lâmina basal. [3,4]

Os hemangiomas são lesões neoplásicas que apresentam hiperplasia endotelial. Por outro lado, as malformações vasculares mostram uma ectasia crescente de artérias aberrantes delimitadas por células endoteliais planas numa lâmina basal fina, em vez de hiperplasia celular. A dificuldade de diagnóstico, a variedade da fisiopatologia e a amplitude da apresentação contribuíram muito para o tratamento destas lesões. Os protocolos de tratamento diferem de métodos medicinais, depois menos invasivos e, por fim, radicais.

De acordo com SC Nair, existem três tipos de tumores vasculares - malignos, localmente agressivos/limítrofes e benignos. As anomalias vasculares são classificadas da seguinte forma: simples, combinadas, vaso denominado e associadas a outras anomalias. Existem duas razões principais pelas quais é fundamental compreender estas anomalias da cabeça e do pescoço. Em primeiro lugar, a cabeça e o pescoço são as zonas mais típicas onde surgem as anomalias vasculares. Em segundo lugar, devido à sua posição anatómica e ao envolvimento de sistemas importantes como o digestivo, o respiratório e a visão, entre outros, estas lesões têm implicações especiais.[2,3,4]

As malformações vasculares são anomalias do desenvolvimento, que normalmente não se apresentam antes da puberdade[11] . As malformações vasculares são causadas por um distúrbio nas fases tardias da angiogénese (fase troncular) e resultam na persistência de anastomoses arteriovenosas presentes durante a vida embrionária. Podem ser capilares, linfáticos, venosos, arteriais ou mistos. As malformações de origem arterial ou arteriovenosa são frequentemente designadas por "malformações vasculares de alto fluxo" e são frequentemente a causa de hemorragias maciças, por vezes fatais. As malformações vasculares apresentam-se geralmente como anomalias de desenvolvimento desde o nascimento e desenvolvem-se proporcionalmente ao crescimento físico. As zonas de baixa resistência vascular provocam uma derivação do sangue com diminuição da perfusão dos tecidos periféricos a favor do fluxo colateral, uma dilatação progressiva das artérias nutritivas com atrofia da sua parede músculo-elástica e diminuição da resistência, e uma dilatação e arterialização das veias de drenagem, devido ao aumento da pressão intraluminal. O sangue desviado para a malformação faz com que a lesão cresça, o que por sua vez provoca um aumento do desvio de sangue, o que dá origem a um círculo vicioso.[5]

Tanto as malformações vasculares como os hemangiomas podem causar morbilidade significativa e mesmo mortalidade, tanto em crianças como em adultos. Os hemangiomas tendem a ser pequenos ou ausentes à nascença e muitas vezes não são notados inicialmente pelos pais e prestadores de cuidados. Pouco depois do nascimento, passam por uma fase proliferativa, com um crescimento rápido que pode durar vários meses. Seguidamente, passam por um período estacionário, seguido de um período de involução.

Pelo contrário, as malformações vasculares estão sempre presentes à nascença e aumentam em proporção ao crescimento da criança. Não involuem e permanecem presentes durante toda a vida do doente. As malformações vasculares são subcategorizadas como malformações linfáticas, capilares, venosas, arteriovenosas e mistas, com base na sua constituição histológica. Embora a imagiologia por RM tenha sido utilizada para classificar as malformações vasculares numa destas categorias, uma questão mais pertinente é a classificação das malformações vasculares como lesões de baixo fluxo ou de alto fluxo. As malformações com componentes arteriais são consideradas lesões de alto fluxo e as que não têm componentes arteriais são consideradas lesões de baixo fluxo.

CLASSIFICAÇÃO

1) **Rudolph Virchow**, em 1863, categorizou pela primeira vez as anomalias vasculares por padrões arquitectónicos microscópicos. A partir do uso anterior das palavras "mancha de vinho do Porto", "angiomas", etc., Virchow tentou uma classificação celular aceitável como angioma simples, angioma cavernoso, angioma de sangue, angioma de sangue, etc. Virchow tentou uma classificação celular aceitável como angioma simplex, angioma cavernoso e angioma racemoso. Desde então, foram propostas inúmeras classificações.

<u>Classificação anatomopatológica das lesões vasculares dada por Rudolf Virchow em 1863.</u>

A)

1) Angioma simples - Sistema composto apenas por capilares.
2) Angioma cavernoso - Substituição da vasculatura normal por grandes canais.
3) Angioma racemoso - Tecido constituído por vasos marcados e interligados.

B) Linfangioma

2) **Wegener,** estagiário **de Virchow,** estudou ainda mais as

malformações linfáticas e contribuiu para a compreensão do seu difícil tratamento clínico. Wegener classificou as lesões vasculares de acordo com o aspeto patológico da

navio.[2]

3) A classificação biológica foi proposta em 1982 por **Mulliken e Glowacki.**[1] 0 Este sistema de classificação é uma ferramenta importante para estabelecer e separar os diagnósticos destas duas lesões. Este sistema separa as malformações endoteliais em dois grandes grupos, os hemangiomas e as malformações vasculares, com base na sua história natural, no turnover celular e na histologia.

Hemangiomas	Malformations
• Proliferating phase. • Involuting phase.	• Capillary • Venous • Arterial • Lymphatic • Fistulas • Hemangiomas

IssVA-Classification ***"A Classificação de Hamburgo das malformações vasculares congénitas"***

Type	Subtype
Predominantly *arterial* defects	**I. Extratruncular forms**
Predominantly *venous* defects	diffuse, infiltrating
Predominantly *arteriovenous* defects	limited, localised
Predominantly *lymphatic* defects	**II. Truncular forms**
Capillary malformations*	– Obstruction or Aplasia hypoplasia, aplasia, hyperplasia, stenosis, membrane, congenital spui
Combined vascular defects	– Dilatation localized (aneurysm) diffuse (ectasia)

Baseado no consenso obtido no Workshop Internacional sobre CVMs em Hamburgo, Alemanha, 1988

A **classificação de Hamburgo** é o resultado da primeira categorização proposta pela Sociedade Internacional para o Estudo das Anomalias Vasculares (ISSVA) em Hamburgo, em 1988. Desde então, foi examinada e alterada várias vezes, nomeadamente em 2014, em Melbourne, em 1992, no Colorado, e em 1996, em Roma.[3]

4) Com base na localização anatómica, os hemangiomas foram descritos por Waner e Suen:-

Waner e Suen12 introduziram duas pequenas alterações na classificação de Mulliken: consideraram o termo "malformações arteriovenosas" erróneo e sugeriram a utilização do termo malformações capilares, uma vez que é no leito capilar que se encontram os pequenos shunts arteriovenosos e todos os outros achados característicos (hipertrofia arterial aferente e dilatação do sistema venoso eferente) são secundários a estas malformações. Esta primeira modificação não altera a classificação anterior, pois os autores consideraram que, em vez de clarificar, poderia gerar confusão. A segunda modificação afecta, no entanto, a classificação. Assim, introduziram o termo malformação venular para designar a mancha vinho do Porto ou nevus flammeus, consideraram que estas lesões correspondem a vénulas ectásicas pós-capilares do plexo papilar e subclassificaram estas malformações de acordo com o seu tamanho. A classificação é a seguinte

1. Vasos entre 50 e 80 μm de diâmetro, caracterizados clinicamente como máculas cor-de-rosa.
2. Vasos entre 80 e 120 μm, com uma coloração mais escura do que a classificação anterior.
3. Vasos entre 120 e 150 μm com cor vermelho-violácea.
4. Vasos maiores que 150 μm, correspondendo a vasos dilatados que formam nódulos palpáveis, de aspeto empedrado e coloração violácea. Este grupo também inclui as chamadas malformações venosas da linha média, conhecidas em termos leigos como mancha de

salmão, mordida de cegonha ou beijo de anjo.[40,41]

5) Classificação de Schobinger

Sistema de estadiamento clínico de malformações arteriovenosas de Schobinger[11,24,26]

Stage I	Quiescence	Cutaneous blush, skin warmth, arteriovenous shunt on Doppler ultrasound
Stage II	Expansion	Darkening blush, lesion shows pulsation, thrill and bruit
Stage III	Destruction	Steal, distal ischemia, pain, dystrophic skin changes,

		ulceration, necrosis, soft tissue and bony changes
Stage IV	Decompensation	High-output cardiac failure

6) Classificação das anomalias vasculares por dinâmica vascular segundo Jackson:

I. Hemangiomas

II. Malformações vasculares

(a) Baixo fluxo

(b) Fluxo elevado

III. Malformações linfáticas [7 * * * *]

7) IAN JACKSON, em 1992, aprofundou a classificação anterior.

Com base nisto, os hemangiomas foram descritos com base na sua localização e na dinâmica do fluxo sanguíneo.[12]

Hemangiomas	Vascular malformations
Superficial (capillary hemangioma) Deep (cavernous hemangioma) Compound(capillary-cavernoushemangioma)	**Simple lesions** **Low flow lesions** Capillary malformations (capillary hemangioma, port wine stain) Venous malformation (cavernous hemangioma) Lymphatic malformation (lymphangioma, cystic hygroma) **High-flow lesions** Arterial malformation Combined lesions Arteriovenous malformations Lymph venous malformations Other combinations

8) Categorização de malformações vasculares com base na

apresentação anatómica por **SC NAIR** [1]

Type I	Mucosal/cutaneous
Type II	Submucosal/subcutaneous
Type III	Glandular
Type IV	Intraosseous
Type V	Deep visceral

9) ISSVA 2018 CLASSIFICATION [3]

VASCULAR ANOMALIES						
VASCULAR TUMORS	VASCULAR MALFORMATIONS					
Benign	Simple	Combined			Of major named vessels	Associated with other anomalies
Infantile hemangioma / Hemangioma of infancy Congenital hemangioma Rapidly involuting (RICH) Non-involuting (NICH) Partially involuting (PICH) Tufted angioma Spindle-cell hemangioma Epithelioid hemangioma Pyogenic granuloma (aka lobular capillary hemangioma) Others **Locally aggressive or borderline** Kaposiform hemangioendothelioma Retiform hemangioendothelioma Papillary intralymphatic angioendothelioma (PILA), Dabska tumor Composite hemangioendothelioma Kaposi sarcoma Others **Malignant** Angiosarcoma Epithelioid hemangioendothelioma Others	**Capillary malformations** Cutaneous and/or mucosal CM, Telangiectasia, CMTC, Nevus simplex , Others **Lymphatic malformations** Common (cystic) LM, Generalized lymphatic anomaly (GLA), LM in Gorham-Stout disease, Channel type LM, Primary lymphedema , Others **Venous malformations** Common VM, Familial VM, cutaneo-mucosal (VMCM), Blue rubber bleb nevus (Bean) syndrome VM, Glomuvenous malformation (GVM), Cerebral cavernous malformation (CCM), Others **Arteriovenous malformations** Common VM, Familial VM, cutaneo-mucosal (VMCM), Blue rubber bleb nevus (Bean) syndrome VM, Glomuvenous malformation (GVM), Cerebral cavernous malformation (CCM), Others **Arteriovenous fistula** Sporadic, In HHT, In CM-AVM, Others	CM+ VM	capillary-venous malformation	CVM	**Affect** lymphatics veins arteries **Anomalies of** origin course number length diameter (aplasia, hypoplasia, stenosis, ectasia / aneurysm) valves communication (AVF) persistence (of embryonal vessel	Klippel-Trenaunay syndrome: CM + VM +/- LM + limb overgrowth Parkes Weber syndrome: CM + AVF + limb overgrowth Servelle-Martorell syndrome: limb VM + bone undergrowth Sturge-Weber syndrome: facial + leptomeningeal CM + eye anomalies +/- bone and/or soft tissue overgrowth Limb CM + congenital non-progressive limb hypertrophy Maffucci syndrome: VM +/- spindle-cell hemangioma + enchondroma Macrocephaly - CM (M-CM / MCAP) Microcephaly - CM (MICCAP) Cloves syndrome: LM + VM + CM +/- AVM + lipomatous overgrowth Proteus syndrome: CM, VM and/or LM + asymmetrical somatic overgrowth Bannayan-Riley-Ruvalcaba sd: AVM + VM +macrocephaly, lipomatous overgrowth
		CM+ LM	capillary-lymphatic malformation	CLM		
		CM+ AVM	capillary-arteriovenous malformation	CAVM		
		LM+ VM	lymphatic-venous malformation	LVM		
		CM+ LM+ VM	capillary-lymphatic-venous malformation	CLVM		
		CM+ LM+ AVM	capillary-lymphatic-arteriovenous malformation	CLAVM		
		CM+ VM+ AVM	capillary-venous-arteriovenous malformation	CVAVM		
		CM+ VM+ LM + AVM	capillary-lymphatic-venous-arteriovenous m.	CLVAVM		

REVISÃO DA LITERATURA

1. O estudo realizado por **S.C.Nair et al** mostrou que a apresentação clínica torna as anomalias vasculares fáceis de diagnosticar e existem várias opções de imagiologia e tratamento para esta gama de doenças e faz recomendações para o tratamento de malformações vasculares e hemangiomas, tentando classificar a imagiologia necessária para a lesão. É proposto um regime de tratamento completo e são examinadas as potenciais opções terapêuticas. É acrescentada uma investigação adicional para identificar medicamentos que possam prevenir a formação destas lesões.
2. Outro estudo realizado por **S.C.Nair et al** revelou que entre as malformações congénitas mais prevalentes observadas em recém-nascidos e crianças pequenas estão as anomalias vasculares. A sua presença na zona da cabeça e do pescoço compromete tanto a função como a aparência. O tratamento cirúrgico de 115 pacientes com anomalias vasculares envolvendo a região da cabeça e pescoço que os autores trataram entre 1998 e 2009 é revisto nesta publicação. Fala-se do plano de tratamento, das ferramentas de diagnóstico e dos resultados. Foi sugerido um novo esquema de categorização, baseado na

profundidade e na localização anatómica da lesão. Isto torna possível estabelecer directrizes para a ablação cirúrgica de lesões vasculares. As dificuldades encontradas são mencionadas. É explicado o método de controlo da artéria carótida externa, que demonstrou ser mais bem sucedido do que a embolização pré-cirúrgica.

3. **Mulliken e Glowaki** desenvolveram um sistema de categorização para anomalias vasculares em 1982. Este sistema separou as anomalias vasculares em malformações e tumores, e serviu de base para avanços significativos no tratamento destes doentes. Este esquema de classificação foi recentemente alargado durante o workshop ISSVA de Melbourne em 2014. Esta edição oferece muito mais dados, incluindo anomalias recém-nomeadas e genes que foram encontrados para explicar descobertas recentes e correlações clínicas.
4. O estudo demonstrado por **Somayeh Alirezeai et al.** demonstrou a eficácia da dexametasona, um corticosteroide muito forte, no tratamento de malformações vasculares em que o local é de difícil acesso e as complicações cirúrgicas, como a hemorragia descontrolada, são comuns. Um doente com uma anomalia vascular no rebordo alveolar que se estendia

para o lado lingual do rebordo alveolar e posteriormente para a úvula foi submetido a injecções intralesionais semanais de dexa methasone. Seis injecções depois, a lesão tinha desaparecido completamente. O tratamento das malformações vasculares orais com uma injeção intralesional de dexametasona tem o potencial de ser curativo. A injeção de dexametasona é um tratamento simples e de preço razoável para as anomalias vasculares que pode ser utilizado em substituição ou em complemento da cirurgia.

5. A revisão sobre hemangiomas infantis (HI) efectuada por **Alison B. Callahan et al** indicou que um desafio significativo no tratamento dos HI é decidir quando iniciar a terapêutica. As intervenções nem sempre são necessárias porque muitos HI podem resolver-se por si próprios e porque são arriscadas. A escolha de intervir é encarada com incerteza e medo tanto por parte dos pais como dos médicos. Prevenir ou reverter complicações que ameaçam a vida ou a função, prevenir desfigurações permanentes, reduzir o stress psicossocial do doente e da família, evitar intervenções agressivas ou prejudiciais em lesões que podem ter um excelente prognóstico sem

tratamento e tratar ou prevenir a ulceração para reduzir as cicatrizes, a infeção e a dor são os principais objectivos do tratamento, de acordo com as "Guidelines of care for hemangiomas of infancy" publicadas no Journal of the American Academy of Dermatology.

6. O estudo realizado por **Iakoff et al** avaliou a frequência de ocorrência entre hemangiomas sintomáticos das vias aéreas superiores ou áreas subglóticas e hemangiomas cervicais cutâneos em distribuição (barba), que inclui as áreas pré-auriculares, queixo, pescoço anterior e lábio inferior.187 dos 529 indivíduos com hemangiomas de cabeça e pescoço eram pacientes jovens. Dezasseis dos 187 doentes (8,5%) apresentavam lesões cutâneas com uma distribuição em barba. Quarenta por cento desses 10 pacientes (4) necessitaram de traqueotomia e 63% desses 16 pacientes (10) apresentaram algum grau de comprometimento sintomático das vias aéreas. Assim, este estudo concluiu que, quando os hemangiomas são encontrados numa distribuição da barba, o cirurgião avaliador deve estar ciente da possibilidade de envolvimento das vias aéreas superiores. A excisão cirúrgica aberta, o electrocautério, a excisão com laser

de CO2, os corticosteróides sistémicos ou intralesionais e o interferão-0-2a recombinante são opções de tratamento adicionais para os hemangiomas que envolvem as vias aéreas superiores.

7. A revisão feita sobre Factores de Risco para Ambliopia em Crianças com Hemangiomas Capilares das Pálpebras e Órbita por **Shirah R. Schwartz et al** mostrou que foi feita uma revisão de 129 doentes a quem foram diagnosticados hemangiomas capilares no passado. A dimensão dos hemangiomas foi utilizada para os classificar. Os pacientes foram avaliados com base no astigmatismo aniosométrico, deslocamento do globo, ptose, oclusão pupilar, alteração da margem da pálpebra e estrabismo. Trinta e um hemangiomas tinham um tamanho máximo inferior a um centímetro e não estavam relacionados com a ambliogenicidade. Quarenta dos setenta e cinco pacientes com hemangiomas maiores que um centímetro apresentavam ambliopia. Havia dezoito casos de hemangiomas difusos não mensuráveis, catorze dos quais tinham ambliopia associada. A ambliopia foi associada a cinco dos seis doentes com síndrome PHACES. Este estudo concluiu que os hemangiomas de

tamanho superior a 1 cm no seu maior diâmetro são um importante preditor de factores ambliogénicos e que aproximadamente metade destes doentes necessitarão de tratamento. Os hemangiomas difusos e os hemangiomas em doentes com síndrome PHACES causarão ambliopia na maioria dos casos.

8. As anomalias vasculares mais frequentes, juntamente com as suas apresentações clínicas e resultados imagiológicos, são examinadas no estudo conduzido por **Akshaar N et al.** e também discutiu o sistema de classificação atualizado da Sociedade Internacional para o Estudo das Anomalias Vasculares (ISSVA) para tumores e malformações vasculares. As categorias fundamentais não sofreram alterações. Esta versão revista inclui mais lesões e reflecte um conhecimento mais profundo das influências genéticas subjacentes. De acordo com a classificação do ISSVA, as lesões vasculares dividem-se em dois grupos principais: malformações e tumores. Os principais pontos de interesse nesta revisão são os factores de prognóstico baseados na imagiologia e os resultados de imagiologia dignos de nota.

9. No relato de caso de Hemangioma capilar ou granuloma piogénico: Um dilema de diagnóstico, **Rachappa et al** descreveram um caso invulgar de um tumor benigno no palato duro que foi identificado histopatologicamente como um hemangioma capilar e clinicamente como um granuloma piogénico. Os hemangiomas orais e os granulomas pirogénicos são lesões benignas bem conhecidas. Um evento raro como este pode ser difícil de diagnosticar clinicamente, porque podem ocasionalmente assemelhar-se a lesões mais graves, como cancros. Os hemangiomas capilares na mucosa palatina são pouco frequentes e podem ser facilmente confundidos com outras lesões, como a hiperplasia gengival inflamatória (epúlide). A excisão simples para os remover acarreta um risco significativo de hemorragia. Assim, é imperativo que os riscos potenciais sejam avaliados durante o tratamento e que sejam tomadas medidas adequadas antes de tentar remover lesões que parecem ser inocentes.

10. No estudo de caso do granuloma piogénico (hemangioma capilar lobular) da língua, **M. Umut Akyol** menciona que um bebé do sexo masculino, com 4 meses de idade,

tinha um nódulo na língua que tinha começado como uma descoloração amarelada na língua 45 dias antes e que tinha crescido lentamente. Os granulomas piogénicos são uma doença frequente que pode afetar os dedos, a face e a mucosa da boca. A gengiva é o local onde os granulomas piogénicos da cavidade oral são mais comuns, enquanto que a língua é o local onde são menos comuns. Tipicamente, estas lesões aparecem em pessoas entre os 11 e os 40 anos de idade. O autor sugere a excisão cirúrgica e a eliminação do fator etiológico.

11. A revisão efectuada por **Byung-Boong et al** compara e contrasta os métodos de classificação diagnóstica, as investigações, a nomenclatura e a gestão das lesões vasculares que foram utilizados anteriormente, a fim de obter uma melhor compreensão da natureza complexa das malformações vasculares congénitas. Apresenta também um novo conceito destas malformações, utilizando novas tecnologias avançadas que ajudaram a uma investigação mais exacta. Muitas modalidades diagnósticas e terapêuticas recentemente desenvolvidas também corrigiram mal-entendidos anteriores sobre as malformações vasculares congénitas.

12. O estudo efectuado por **Wibke Uller et al** revelou que os achados clínicos e radiológicos são o foco principal e que as estratégias de gestão interdisciplinar das malformações arteriovenosas também são bem descritas no artigo. As estratégias incluem a abordagem endovascular minimamente invasiva da embolização, as suas investigações radiológicas e também as técnicas cirúrgicas, a importância das intervenções precoces, o planeamento, as indicações, a gestão pós-operatória e as complicações cirúrgicas.

13. 13 Os tumores vasculares mais comuns são revistos no artigo de **Abel Sepulveda et al.**, com informações sobre a sua nomenclatura, patogénese, diagnóstico por imagem e imunohistoquímica e tratamento destas lesões complexas com recurso a tratamento farmacológico, laser e interferão alfa recombinante. O artigo conclui salientando que é necessária mais investigação sobre estas lesões, de modo a encontrar um tratamento mais específico para as mesmas.

14. No estudo efectuado por **Gresham T. Richter et al.** são discutidas as teorias e métodos mais recentes para o

diagnóstico, tratamento e etiologia destas anomalias vasculares mais prevalentes. Os hemangiomas, as malformações linfáticas, as malformações capilares, as malformações venosas e as malformações arteriovenosas são as anomalias vasculares mais frequentes, enumeradas por ordem de apresentação. As anomalias vasculares requerem um tratamento alargado que, frequentemente, combina várias especialidades e abordagens terapêuticas.

15. A revisão efectuada por **Christine et al** sobre o tratamento médico das anomalias vasculares da cabeça e do pescoço revelou que o tratamento das anomalias vasculares é determinado caso a caso, em consultas multidisciplinares, com base no grau de lesão. O tratamento dos indivíduos com anomalias vasculares passa cada vez mais pela utilização de fármacos, uma vez que os tratamentos de intervenção - nomeadamente a cirurgia e a escleroterapia - são geralmente apenas parcialmente eficazes. O propranolol é o medicamento de primeira linha para tratar os hemangiomas infantis, que são os tumores vasculares mais prevalentes. Enquanto as heparinas de baixo peso molecular ou os anticoagulantes directos são os tratamentos de primeira linha para as perturbações da coagulação ligadas às

malformações venosas, o sirolimus é atualmente utilizado sobretudo para tratar o fenómeno de Kasabach-Merritt. O tratamento padrão para as manifestações inflamatórias dolorosas das malformações vasculares de baixo fluxo, como as malformações capilares, venosas e linfáticas, que podem ocorrer isoladamente ou em combinação, é o sirolimus. No entanto, os doentes com espetro de sobrecrescimento relacionado com a PIK3CA têm mostrado respostas encorajadoras aos inibidores da PIK3CA, que foram inicialmente desenvolvidos em oncologia. As intervenções médicas para as anomalias de alto fluxo, como as malformações arteriovenosas, estão atualmente pouco desenvolvidas. No entanto, novas investigações prometem o desenvolvimento de medicamentos adaptados no futuro, tentando distinguir entre várias malformações arteriovenosas com base em resultados moleculares.

16. O estudo realizado por **Rachel A. Giese et al.** mostrou que muitos médicos enfrentam desafios tanto no diagnóstico como no tratamento de tumores e anomalias vasculares. Para além dos que trabalham em centros terciários de tratamento de anomalias vasculares, muito poucos cirurgiões têm experiência suficiente com estas lesões

devido à sua raridade. Uma recorrência ou uma lesão não tratada pode ser encontrada em certos indivíduos adultos que foram mal diagnosticados ou mal tratados em crianças. Uma equipa de tratamento multidisciplinar que inclua especialistas em cirurgia, patologia, hematologia, genética, dermatologia e radiologia de intervenção deve, idealmente, ser incluída para discutir o tratamento com o doente. Estão a ser utilizados novos tratamentos à medida que os nossos conhecimentos sobre a fisiopatologia destas lesões se expandem, reduzindo potencialmente a necessidade de cirurgia. No entanto, a cirurgia é o único tratamento eficaz para determinadas lesões. Os doentes terão melhores resultados estéticos e funcionais se a terapêutica cirúrgica das anomalias vasculares for bem compreendida.

17. O estudo realizado por **Jeffrey Dorrity et al** indicou que até 5% das crianças têm anomalias vasculares, sendo a cabeça e o pescoço a área mais frequentemente afetada. Podem aparecer como uma grande variedade de lesões em diferentes idades. Uma avaliação exaustiva que inclua um exame físico, imagiologia e historial ajuda a fazer um diagnóstico preciso. As opções de tratamento para as anomalias vasculares podem variar em função do

problema e podem incluir terapia tópica, escleroterapia, embolização, terapia sistémica específica ou excisão cirúrgica. Foi demonstrado que os regimes terapêuticos multimodais faseados são os mais eficazes no controlo da doença e na preservação da aparência e da funcionalidade.

18. O estudo de **Aljosa Krt et al** teve como objetivo demonstrar uma nova estratégia tecnológica viável e eficiente para o tratamento de anomalias vasculares de alto fluxo na região da cabeça e do pescoço com a combinação de cateterização super selectiva com electroquimioterapia. Neste estudo, foi utilizada anestesia geral para realizar um cateterismo super seletivo no doente com uma malformação arteriovenosa de alto fluxo no lábio inferior. 750 UI de BLM foram injectadas intra-arterialmente no canal de alimentação utilizando o microcateter. Em seguida, utilizando o elétrodo de placa, foram aplicadas 15 aplicações de impulsos eléctricos em toda a superfície da malformação. Os resultados mostraram que, em dez semanas, foi obtida uma excelente resposta, sem desvantagens funcionais ou estéticas. Durante este tempo, a necrectomia e o desbridamento foram

efectuados por rotina nas consultas de seguimento. Foram utilizados metamizol sódico e paracetamol oral para tratar a dor.

19. No estudo realizado por **Lena et al,** a localização e as modalidades de tratamento das anomalias vasculares pediátricas foram investigadas através de um estudo retrospetivo realizado num único hospital. Foram encontrados 198 doentes pediátricos. Os casos seguintes de malformação venosa (VM, 31,8%) e arteriovenosa (AVM, 4,5%), a malformação linfática (LM, 58,6%) foi a doença mais frequentemente diagnosticada. A idade média ao diagnóstico foi de 2,2 anos, mas a idade média de apresentação no hospital foi de 7,2 anos. A proporção entre os sexos revelou uma preponderância do sexo feminino, o que foi especialmente notório em doentes jovens com MAV. Os locais mais comuns foram o pescoço, a bochecha/parótida e a cavidade oral. No seu hospital, metade dos doentes necessitaram de pelo menos uma intervenção. Em particular, o tratamento de observação e espera foi utilizado para a MC e a ML, enquanto o tratamento foi normalmente efectuado para a malformação linfovenosa (LVM) e a MAV. Cada tipo de

deformidade tem um curso de tratamento diferente; no entanto, a terapia laser foi mais frequentemente utilizada após a cirurgia tradicional.

20. O estudo efectuado por **Senthilnathan et al** analisou 91 MVs na área da cabeça e do pescoço, com 45 homens e 46 mulheres com idades compreendidas entre os 4 e os 71 anos. Das cinquenta e três malformações vasculares de baixo fluxo (MVFB), vinte foram submetidas a excisão, 26 a escleroterapia, 6 a tratamento conservador e 1 a terapia combinada. Registaram-se 38 malformações vasculares de alto fluxo (MVAF). Destas, 12 foram tratadas com embolização arterial, 13 foram predominantemente ressecadas, 2 foram submetidas a excisão e reconstrução, 5 foram submetidas a embolização e excisão e 1 foi submetida a tratamento de emergência com ligadura da artéria carótida externa. No grupo LFVM, foram observadas melhorias em 24 dos doentes em resposta à escleroterapia e em 20 dos doentes após a ressecção cirúrgica.

21. O estudo realizado por **Dong Hyun Koh et al** procurou averiguar a eficácia da terapia endovascular e o autor

concluiu que a terapia endovascular é um procedimento bastante seguro com uma grande taxa de eficácia, sendo também uma técnica minimamente invasiva incorporada no tratamento de lesões vasculares traumáticas na região da cabeça e do pescoço.

22. O estudo efectuado por **S. Wiegand et al.** analisou 28 estudos com 105 crianças com idades compreendidas entre 1 e 17 anos que foram tratadas com sirolimus devido a anomalias linfáticas da cabeça e do pescoço. A dose inicial mais comum foi de 0,8 mg/m2, duas vezes por dia, com um intervalo de 12 horas. Os estudos utilizaram diferentes níveis sanguíneos alvo; no entanto, 5 -15 ng/mL e 10 -15 ng/mL foram os mais comuns. Com o sirolimus, que é administrado durante seis meses a quatro anos, mais de noventa e um por cento das crianças apresentaram melhorias. Os efeitos adversos mais comuns incluíram infecções, neutropenia e hiperlipidemia.

DISCUSSÃO

Anatomia da cabeça e do pescoço em relação às lesões vasculares.

O cirurgião precisa de ter domínio sobre a anatomia vascular, o que é essencial para identificar potenciais dinâmicas de fluxo da vasculatura da cabeça e do pescoço, o que ajudaria na tomada de decisões relativamente à cirurgia isolada ou em combinação com a embolização. A maioria destas lesões são compostas e envolvem mais do que uma única camada em várias proporções. O conhecimento profundo da anatomia primária em secção transversal desta região é inestimável. É essencial compreender a natureza complexa e o envolvimento de várias estruturas nas lesões vasculares da cabeça e do pescoço

Camadas do couro cabeludo, rosto e pescoço (superficial a profunda):.

A espessura do tecido subcutâneo corresponde normalmente à da pele acima dele devido à variação da gordura subdérmica. Os apêndices subcutâneos e dérmicos podem tornar-se finos devido a atrofia expansiva e por pressão, ficando ainda mais perdidos ou alterados nas lesões de Tipo I e Tipo II.

As camadas abaixo da pele e do tecido subcutâneo podem variar consoante a zona da cabeça e do pescoço. O couro cabeludo tem a *camada músculo-aponeurótica,* com uma faixa de componente muscular (frontal anterior e grupo occipital posterior) e uma camada aponeurótica avascular mais profunda (plano subgaleal). Existe um excelente plano de dissecção sob a aponeurose, que é utilizado para levantar um retalho ou excisar lesões acima da mesma. Lateralmente, a aponeurose forma a *camada temporoparietal* sobre a área temporal, dividindo-se em fáscia temporal superficial e fáscia temporal profunda, cooperando com a almofada de gordura temporal superficial entre elas e com o músculo temporal por baixo. A fáscia temporal superficial está em comunicação com o arco zigomático e a sua borda superior - a fáscia temporal superficial continua sobre a face como o *SMAS (sistema músculo-aponeurótico superficial).* O SMAS é espessado sobre a glândula parótida e o músculo masseter (fáscia parotido-massetérica) e é facilmente identificável nestas áreas.

A aponeurose, o SMAS e o platisma estabelecem a continuidade da tensão da pele sobre a face e o pescoço. Esta continuidade anatómica ajuda na reaproximação da pele expandida da face e do pescoço após a excisão de grandes lesões vasculares para evitar deformações flácidas e manter as linhas de incisão cosméticas. Os *músculos* da face e do pescoço estão profundamente ligados ao SMAS. As expressões faciais amplificam-se sobre a pele devido ao SMAS que interliga os músculos faciais à derme da pele. Sempre que possível, ressuspender o SMAS na derme e nos músculos faciais durante a cirurgia.

A fáscia cervical profunda do pescoço situa-se por baixo do platisma e divide-se em camada de revestimento, fáscia pré-traqueal, fáscia pré-vertebral e bainha carotídea. A camada de revestimento envolve a glândula parótida, a glândula submandibular, os músculos esternomastóideo e trapézio. Esta camada também forma uma cápsula sobre as glândulas parótida e submandibular. A camada pré-traqueal situa-se na linha média e tem partes musculares e viscerais. A camada muscular envolve os músculos da linha média do pescoço e a camada visceral envolve o esófago e a traqueia no pescoço. A fáscia pré-vertebral envolve a coluna vertebral e o grupo de músculos pré-vertebrais. A *bainha carotídea* envolve a artéria carótida comum (ACC), a artéria carótida interna (ACI), a veia jugular interna (VJI) e o nervo vago. O tronco simpático encontra-se na bainha posterior, e a ansa cervical encontra-se na bainha anterior.

O periósteo e o osso são as camadas profundas seguintes às glândulas salivares e aos músculos faciais da região.

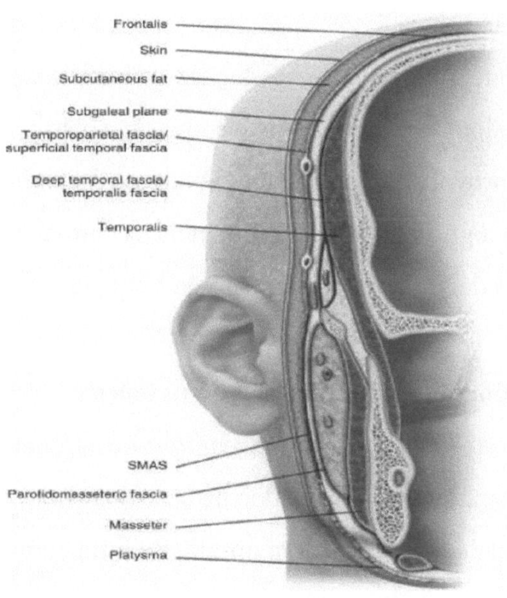

O couro cabeludo tem pericrânio e é profundo em relação ao osso até à aponeurose. O pescoço tem os *vasos principais* delimitados pela fáscia cervical profunda lateralmente e o osso hioide, a tiroide e a cartilagem cricoide medialmente.

Uma via *aérea cirúrgica planeada* é muitas vezes necessária para grandes lesões vasculares do pescoço e é geralmente efectuada cerca de 1 cm abaixo da cartilagem cricoide na área do 2º ou 3º anel traqueal. Uma *via aérea de emergência* é geralmente estabelecida através da membrana cricotiroideia. Estas devem estar no arsenal de competências do cirurgião, uma vez que grandes lesões vasculares, especialmente malformações venosas e linfáticas de longa duração, podem causar sintomas de pressão sobre a traqueia e o esófago, provocando dispneia e disfagia. A glândula tiroide está situada logo abaixo da proeminência da cartilagem tiroide, com os seus dois lobos de cada lado da traqueia.

Nervos importantes da cabeça e do pescoço

O nervo facial (7.º nervo craniano) é um nervo motor que sai do forame estilomastóideo na base do crânio, depois de se ter originado na ponte, e tem um trajeto intracraniano longo e tortuoso. Após a sua saída, tem origem no nervo auricular posterior, no nervo estilo-hióideo e no nervo do ventre posterior do digástrico. Em seguida, avança para a superfície posteromedial da glândula parótida, onde se divide em ramos temporofacial e cervicofacial logo atrás da veia retromandibular e antes de entrar na glândula. No interior da glândula, situa-se na proximidade da AEC, forma um plexo de nervos superficiais à AEC e à veia retromandibular. Em seguida, dá origem aos seus ramos terminais na face, nomeadamente o temporal, o zigomático, o bucal (superior e inferior), o mandibular marginal e o cervical. Todos estes ramos irrigam a musculatura facial e são os únicos responsáveis pela sua animação. Normalmente anastomosam-se com os ramos terminais do lado oposto. O nervo facial é o nervo mais comum que corre o risco de ser danificado durante o tratamento das lesões vasculares da face. O cirurgião deve fazer todos os esforços para preservar estes ramos.

A elevação de grandes retalhos utilizando a abordagem de ritidectomia é uma das formas recomendadas no tratamento cirúrgico de lesões da bochecha para evitar riscos para os ramos zigomático, bucal e mandibular marginal.

O nervo mandibular marginal corre na fáscia sobre os vasos faciais, curvando-se anteriormente para irrigar o lábio inferior. Este pode ser protegido, sempre que possível, ligando os vasos faciais cerca de 1-1,5 cm abaixo do bordo inferior da mandíbula e rodando a parte superior superiormente.

O nervo *hipoglosso* (12.º nervo craniano) é identificado abaixo do ventre posterior do músculo digástrico no pescoço, e são feitos todos os esforços para o preservar. É necessário ter cuidado para não danificar o nervo a este nível durante a dissecção em torno da parte profunda da glândula submandibular e a identificação da parte profunda da artéria facial. Este nervo pode ser localizado seguindo a ansa cervical cranialmente sobre a bainha carotídea.

O *nervo espinal acessório situa-se* na parte superior do triângulo posterior, por baixo e por trás do esternomastóideo, sobre os músculos escalenos. O nervo auricular magno é um bom ponto de referência a preservar. O nervo espinal acessório situa-se cerca de 11,5 cm abaixo e atrás do nervo auricular magno. Os ramos terminais do *nervo trigémeo (5.º nervo craniano)*, nomeadamente o nervo infra-orbital, os nervos alveolar inferior e mental, os nervos palatino maior e nasopalatino e os nervos alveolares superiores posteriores, também são encontrados durante o tratamento cirúrgico destas lesões e, se forem sacrificados ou perturbados, devem ser bem consentidos com o doente para evitar contratempos pós-operatórios.

Suprimento arterial da cabeça e pescoço

As artérias de maior interesse no tratamento de lesões vasculares extracranianas são *a artéria carótida externa e os seus ramos*. De todos os ramos da AEC, as artérias faciais, do tronco lingual/faciolingual, maxilares e temporais superficiais que irrigam as áreas em frente do pavilhão auricular e as artérias auriculares posteriores e occipitais que irrigam as áreas posteriores ao pavilhão auricular são frequentemente encontradas durante o tratamento destas lesões.

A *artéria oftálmica*, o primeiro grande ramo da artéria carótida interna intracraniana, tem ramos terminais na face através das artérias supraorbital, supratroclear, lacrimal, nasal dorsal e nasal externa, que irrigam a parte central da testa, as pálpebras e a parte superior do nariz.

A ACE é identificada na sua bifurcação da ACC ao nível do bordo superior da cartilagem tiroide. A artéria tiroideia superior é por vezes vista na sua origem e corre medialmente para a glândula tiroideia.

A *artéria facial*, o 4º ramo da AEC, emite-se anteromedialmente acima da bifurcação. Por vezes, é o conglomerado do tronco facio-lingual.

A artéria facial percorre então profundamente o ventre

posterior do músculo digástrico. Geralmente, aloja-se num sulco na extremidade posterior da glândula submandibular. Em seguida, segue um curso tortuoso entre a glândula submandibular e a mandíbula, contornando a mandíbula no ângulo ântero-inferior do masseter para entrar na face. É facilmente identificado e ligado aqui, se necessário.

Na face, a artéria facial dá origem às artérias palatinas ascendentes, labiais inferiores e superiores, tonsilares, glandulares, nasais laterais, submentais, musculares e angulares.

As artérias maxilar e temporal superficial são os ramos terminais da AEC na cabeça e no pescoço. Na região facial, a *artéria maxilar* ramifica-se da AEC no colo do côndilo e percorre o colo da mandíbula, através da musculatura pterigoide e da fossa pterigopalatina, dando ainda ramos terminais na cavidade nasal, no palato e na região infra-orbitária.

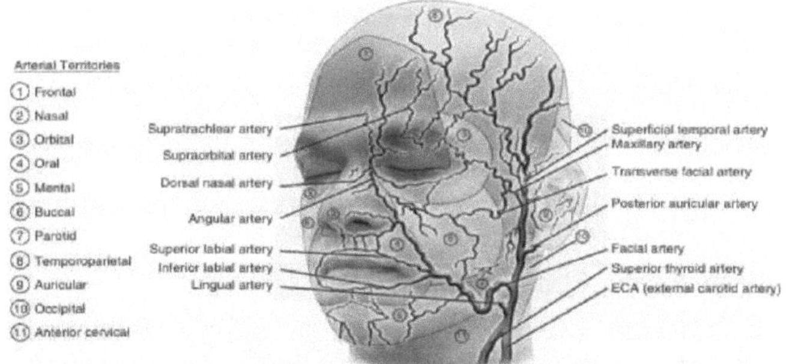

Artérias superficiais da face

A *artéria temporal superficial* ramifica-se da AEC novamente no colo do côndilo mandibular e entra na glândula parótida, viajando para cima em direção à área temporal e ao couro cabeludo.

A *artéria auricular posterior ramifica-se* da AEC logo acima da bifurcação, sobe entre a glândula parótida e o processo estiloide para alcançar atrás da aurícula, corre entre a cartilagem auricular e o processo mastoide, anastomosando-se depois com a artéria occipital. Durante o seu trajeto, alimenta o esternomastóideo, o estilo-hióideo, o digástrico, o ventre posterior do occipitofrontal, a membrana timpânica, a pele sobre a superfície medial do pavilhão auricular e fornece sangue oxigenado ao nervo facial.

Drenagem venosa da cabeça e do pescoço

As veias da cabeça e do pescoço drenam para as veias jugulares externa e interna. A maioria das veias extracranianas são designadas de acordo com as artérias que as acompanham e as áreas que drenam. A veia *jugular externa*, juntamente com a veia vertebral, drena para a veia subclávia. A veia *jugular interna (VJI)* e a *veia subclávia drenam* para a veia *braquiocefálica*, que por sua vez drena para a *veia cava superior* e para a *aurícula direita* do coração.

O sangue venoso proveniente da cavidade intracraniana é captado por múltiplos seios, que drenam para o seio sigmoide, que por sua vez drena para a veia jugular antes de deixar o forame jugular. A veia oftálmica e a veia facial comunicam com o seio cavernoso, que por sua vez drena para a veia jugular através dos seios sigmoide e petroso. A veia temporal superficial também drena para a veia jugular interna.

As veias tireóideas superior e média drenam para a veia jugular no pescoço.

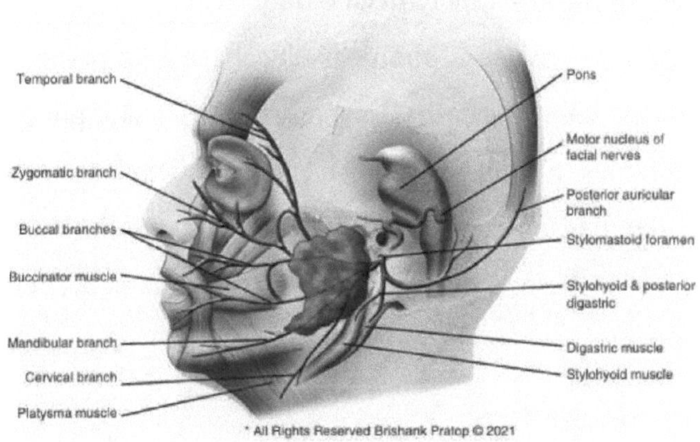

A *veia facial* e as suas comunicações encontram-se normalmente num plexo na maioria das malformações venosas e MAV da face. A veia situa-se posteriormente à artéria facial sobre a face e depois junta-se ao ramo anterior da veia retromandibular no pólo inferior da glândula parótida para se tornar a veia facial comum, que drena para a veia jugular.

A *veia retromandibular* é outra veia importante formada pela fusão das veias temporais superficiais e maxilares. Esta corre através da glândula parótida, posterior ao ramo da mandíbula, dando origem a um ramo anterior, como descrito acima, e a um ramo posterior que se encontra com a veia jugular externa.

Drenagem linfática da cabeça e do pescoço

As malformações linfáticas da cabeça e do pescoço são frequentes em crianças e jovens adultos. São por vezes desfigurantes e causam deformações esqueléticas a longo prazo devido aos seus efeitos de pressão. Os linfáticos da cabeça e do pescoço dividem-se em sistemas superficiais e profundos.

O *sistema superficial* drena o couro cabeludo, a face e o pescoço para os nódulos occipitais, mastóides, pré-auriculares, parotídeos, faciais, submandibulares, submentais e cervicais superficiais.

O *sistema mais profundo* recolhe a linfa de toda a cabeça e pescoço e drena numa cadeia vertical para a bainha carotídea. Os nódulos cervicais profundos superiores e inferiores são principalmente nódulos laríngeos, pré-traqueais, retrofaríngeos, jugulodigástricos, jugular-omohióides e supraclaviculares.

A maior parte das malformações linfáticas são difusas devido à sua rede alargada na cabeça e no pescoço. Na maioria das vezes, são facilmente excisadas, mas não completamente.

Estas lesões representam um desafio quando se encontram perto da órbita, pelo que se procuram recentemente opções alternativas para facilitar a drenagem linfática. Um bom conhecimento do funcionamento do nosso sistema linfático ajuda no tratamento destas lesões.

ANATOMIA ANGIOGRÁFICA DA CABEÇA E DO PESCOÇO

Circulação anterior artéria carótida comum as artérias carótidas comuns esquerda e direita têm um padrão de origem diferente. A artéria carótida comum direita geralmente se origina do tronco braquiocefálico (também conhecido como artéria inominada). Quando o tronco braquiocefálico está ausente - por exemplo, na presença de uma artéria subclávia direita aberrante. A artéria carótida comum direita provém diretamente do arco aórtico. Raramente, as artérias carótidas comuns direita e esquerda originam-se de um tronco comum chamado tronco bicarotídeo, um padrão geralmente observado em associação com uma artéria subclávia direita aberrante. A artéria carótida comum esquerda geralmente origina-se diretamente do arco aórtico, entre o tronco braquiocefálico e a artéria subclávia esquerda. A artéria carótida comum esquerda é, portanto, geralmente mais longa do que a direita. Uma origem comum da artéria carótida comum esquerda e do tronco braquiocefálico é observada em cerca de 13% dos casos.

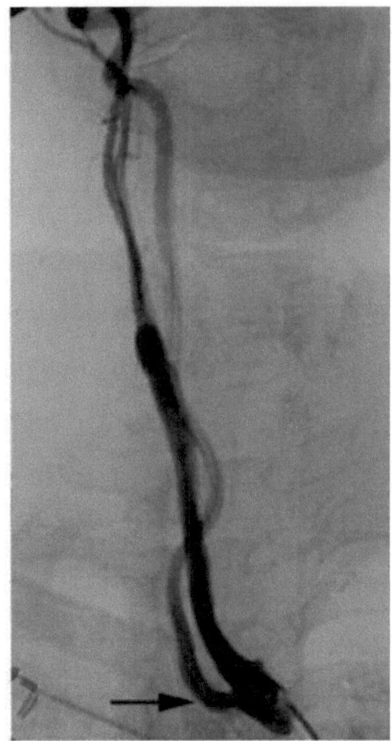

Bifurcação carotídea

A bifurcação carotídea está mais frequentemente localizada ao nível da borda superior da cartilagem tiroide entre os níveis vertebrais C3 e C5, mas podem ser encontradas posições extremas que vão de C1 a T4. Imediatamente distal à bifurcação, a ACI é lateral e posterior à ACE. A ACI então se curva medialmente para alcançar a abertura externa do canal carotídeo na base do crânio, enquanto a AEC ascende lateralmente em direção à glândula parótida, onde se divide em seus ramos terminais.

ARTÉRIA CARÓTIDA EXTERNA

A artéria carótida externa divide-se em numerosos ramos ao longo do seu trajeto entre a bifurcação carotídea e a sua terminação nas artérias maxilar e temporal superficial na região da glândula parótida. A descrição clássica da artéria carótida externa inclui oito ramos principais.

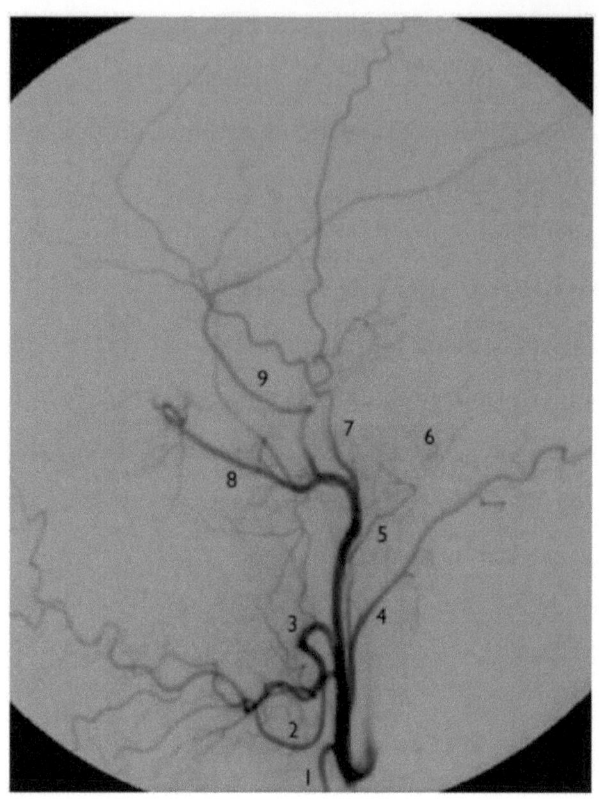

1) Artéria tireóidea superior,
2) Artéria Lingual,
3) Artéria facial,
4) Artéria occipital,
5) Artéria faríngea ascendente,
6) Artéria Auricular Posterior.
7) Artéria Temporal Superficial

8) Artéria maxilar,

9) Artéria Meningeal Média.

ARTÉRIA CARÓTIDA INTERNA

A artéria carótida interna nasce da bifurcação carotídea, mais frequentemente em torno do nível vertebral c3 -c5. A artéria carótida interna é dividida em segmentos carotídeo cervical, petroso, cavernoso e supraclinóide (ou cisternal). O trajeto do seu segmento cervical proximal está intimamente relacionado com o da veia jugular interna (vJI) e do nervo vago; segue uma trajetória mais ou menos rectilínea desde a sua origem até à abertura externa do canal carotídeo. A transição acentuada entre a porção distal móvel da artéria carótida interna cervical e o seu segmento petroso fixo na base do crânio representa uma zona de risco para lesões traumáticas como a dissecção arterial. A sinuosidade acentuada mas suave da artéria carótida interna cervical, que pode mesmo levar a uma rotação de 180 graus, pode ser observada em indivíduos de qualquer idade, incluindo crianças pequenas, e constitui uma variante anatómica. Esta variante, classicamente denominada *coiling,* envolve mais frequentemente a porção distal da artéria carótida interna cervical. O enrolamento geralmente não produz um estreitamento significativo do lúmen, mas parece representar um fator de risco para a dissecção arterial. Em contraste, a tortuosidade irregular que predomina na porção proximal da artéria carótida interna cervical desenvolve-se com o avanço da idade (geralmente após os 50 anos), arteriosclerose e pressão arterial elevada.

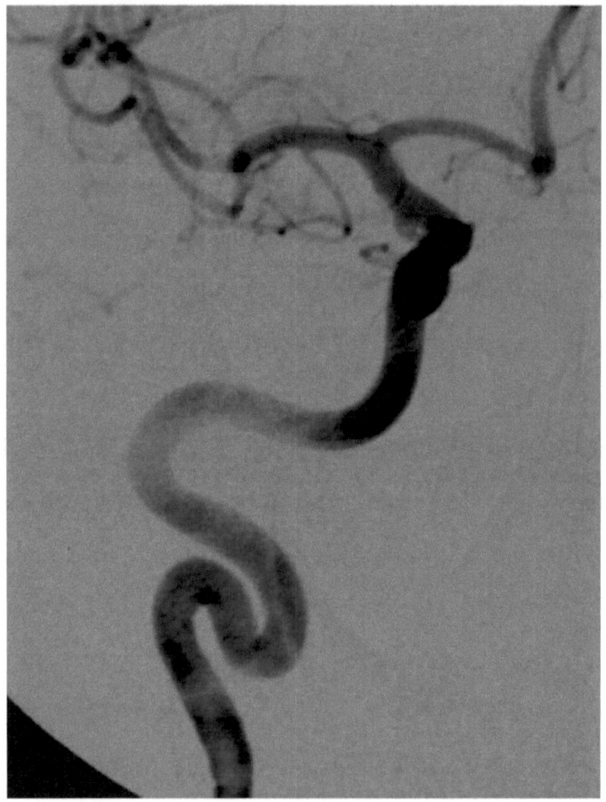

Padrão sinusoidal da artéria carótida interna

LESÕES VASCULARES COMUNS DA CABEÇA E DO PESCOÇO BENIGNAS

Hemangioma infantilZHemangioma da infância

Os hemangiomas infantis são o tumor benigno mais comum na infância e ocorrem aproximadamente em 5% a 10% da população. Podem aparecer em qualquer parte do corpo, mas afectam mais frequentemente a pele, especialmente a cabeça e o pescoço (60%), o tronco (25%) e as extremidades (15%). A maioria surge semanas a meses após o nascimento, mas _30% a 50% podem apresentar uma lesão precursora à nascença. Os hemangiomas infantis são mais prevalentes em caucasianos, mulheres, bebés prematuros (peso à nascença < 1 kg) e crianças cujas mães foram submetidas a procedimentos in utero (por exemplo, colheita de vilosidades coriónicas). Os hemangiomas infantis passam por três fases distintas - proliferação, involução e fase voluta. [2]

Patogénese

Existem duas teorias dominantes relativamente à etiologia dos hemangiomas infantis. A primeira sugere que as células endoteliais dos hemangiomas infantis surgem a partir de tecido placentário rompido, embebido em tecido mole fetal. Isto baseia-se na presença de GLUT 1, Lewis

Yantigen e IGF2 nos doentes afectados. Estes marcadores são partilhados pelos capilares da placenta, e não pela vasculatura cutânea normal ou por outros tumores vasculares. A segunda teoria sugere que surgem a partir de células progenitoras e estaminais endoteliais porque estas células são encontradas a circular em doentes com hemangiomas infantis.[5,8]

Apresentação clínica

À nascença, a maioria dos hemangiomas infantis não é visível. Nalguns casos, pode estar presente uma lesão precursora, uma área superficial de palidez, muitas vezes com telangiectasias finas em forma de fio. Os hemangiomas infantis aparecem normalmente semanas após o nascimento, durante o início da fase proliferativa. Superficiais Envolvem a derme superficial e apresentam-se grosseiramente como lesões lobuladas, vermelho vivo, com um epitélio superficial fino e delicado. Os hemangiomas infantis profundos tendem a aparecer mais tarde e envolvem a derme profunda e o tecido subcutâneo. A epiderme mantém uma espessura normal e a pele sobrejacente tem frequentemente uma tonalidade azulada. Os hemangiomas infantis podem ser localizados ou segmentares, e apresentam-se como lesões solitárias (85%) ou múltiplas (15%). [7] Os hemangiomas infantis segmentares de grandes dimensões têm sido associados a anomalias estruturais, como a malformação de Dandy-Walker, anomalias arteriais, ligação da medula espinal, anomalias geniturinárias e hemangiomas subglóticos. Os hemangiomas infantis segmentares pré-auriculares de grandes dimensões afectam normalmente a glândula parótida, mas raramente afectam o nervo facial. Os hemangiomas infantis focais múltiplos têm sido associados a um maior risco de hemangiomas viscerais, afectando sobretudo o fígado, o sistema gastrointestinal e os pulmões. [10,20]

Hemangioma congénito

Os hemangiomas congénitos (CHs) e os hemangiomas infantis têm um aspeto grosseiro muito semelhante, mas são histopatologicamente, patogeneticamente e imunofenotipicamente distintos. Em geral, os hemangiomas congénitos não têm preferência de género, estão completamente desenvolvidos à nascença e são negativos para o marcador imunohistoquímico GLUT 1.6. Os hemangiomas congénitos exibem um crescimento proporcional, são geralmente solitários e apresentam-se mais frequentemente nas extremidades. Os hemangiomas congénitos passam pela fase proliferativa no útero, o que torna possível o diagnóstico por imagem pré-natal.4 São separados em dois tipos principais: hemangiomas congénitos de involução rápida (HICR) e hemangiomas congénitos não-involutivos (HNI). [20]

Hemangioma Congénito de Envolvimento Rápido

Os hemangiomas congénitos de involução rápida sofrem uma proliferação rápida no útero e são grosseiramente visíveis à nascença. Normalmente começam a involuir semanas após o nascimento e involuem completamente por volta dos 2 anos de idade4. Apresentam-se como um tumor elevado, violáceo, com veias ectásicas rodeadas por um bordo pálido de vasoconstrição. Histologicamente, observam-se capilares lobulares de tamanho variável com células endoteliais proeminentes. A involução começa normalmente logo após o nascimento no centro e progride em direção à periferia, deixando para trás uma região de pele fina e atrofiada com pouca gordura subcutânea. O tratamento é semelhante ao dos hemangiomas infantis. As lesões podem ser excisadas se não involuírem completamente.

Hemangioma congénito não involutivo

Os hemangiomas congénitos não involutivos aparecem sempre completamente formados à nascença como um tumor solitário e são mais comuns no sexo masculino. Apresentam um crescimento proporcional ao da criança e nunca involuem. As lesões típicas são redondas, com uma média de 5 a 10 cm de diâmetro, com telangiectasias grosseiras sobrepostas. A maioria é quente à palpação com um componente de fluxo arterial rápido que pode ser demonstrado por US Doppler.[7] A histologia revela colecções lobulares de pequenos vasos de paredes finas com um vaso central grande, frequentemente estrelado. As áreas interlobulares contêm veias displásicas dilatadas. A excisão cirúrgica é o tratamento de eleição, uma vez que são solitários e não involuem. 4[2,]

Angioma tufado

O angioma em tufos (AT), também conhecido como angioblastoma de Nakagawa, é um tumor vascular raro. O seu aparecimento ocorre durante a infância ou na primeira infância (antes dos 5 anos), mas ocasionalmente está presente à nascença (15%).7 Podem apresentar-se como tumores solitários, grandes máculas infiltradas ou placas com pápulas sobrepostas. Podem disseminar-se lentamente, deixando um aspeto de pedra de calçada "tipo mancha de vinho do Porto". A histologia caraterística é constituída por tufos vasculares de capilares bem compactados, dispersos pela derme num padrão em forma de bola de canhão. A história natural dos TAs é menos previsível. Alguns casos involuem, deixando pequenas alterações cutâneas. Outros podem persistir e expandir-se com o tempo. Os angiomas em tufos são imunorreativos para marcadores linfáticos, como a podoplanina, LYVE-1 e PROX1, mas também são negativos para GLUT 1.6.

Granuloma piogénico (Capilar lobular Hemangioma)

O hemangioma capilar lobular (HCL), vulgarmente conhecido como granuloma piogénico, é o segundo tumor vascular mais comum observado em crianças (a seguir aos hemangiomas infantis). A idade média de apresentação é de 6 anos, mas pode ser encontrado em qualquer idade. Encontra-se mais frequentemente na região da cabeça e do pescoço, mas qualquer parte do corpo pode ser afetada. Os hemangiomas capilares lobulares assemelham-se aos hemangiomas infantis, mas microscopicamente estes tumores mostram separações distintas dos lóbulos capilares por bandas espessas de tecido fibroso, ao contrário do tecido normal que separa os lóbulos dos hemangiomas infantis. Estas lesões são negativas para GLUT 1. Os hemangiomas capilares lobulares surgem como pápulas vermelhas brilhantes de crescimento rápido, variando em tamanho de alguns milímetros até 2 cm. São frequentemente pedunculados e podem sangrar facilmente, repetidamente e profusamente. O tratamento depende da localização e do tamanho. A HCL pequena pode ser removida por excisão com curetagem e electrodessecação ligeira até à base da lesão. Alguns destes tumores podem também responder ao tratamento com nitrato de prata. Uma complicação preocupante, mas rara, é o desenvolvimento de múltiplas lesões satélite após a sua remoção inicial.[2,4,44]

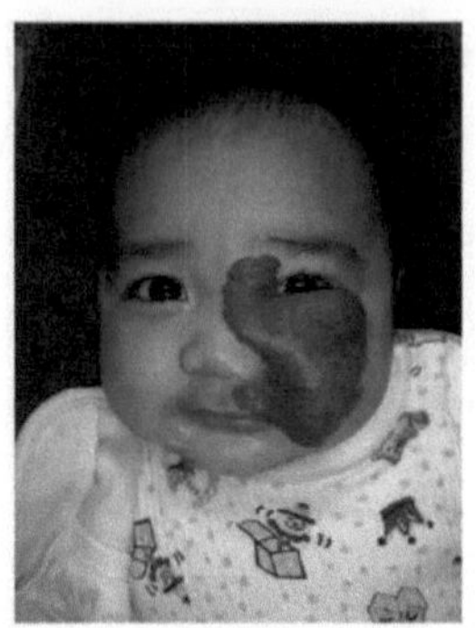

🡅INFATILE HEMANGIOMA

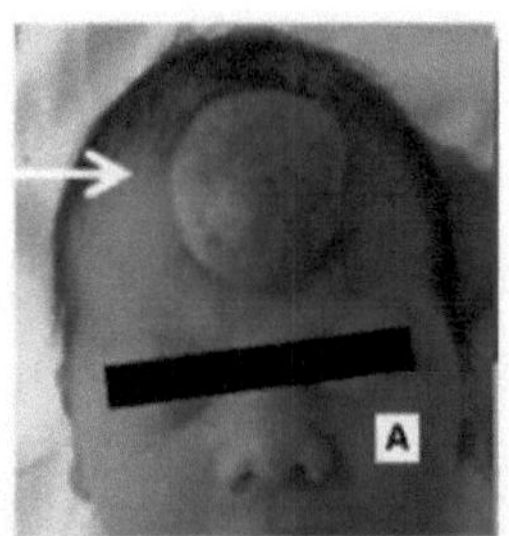

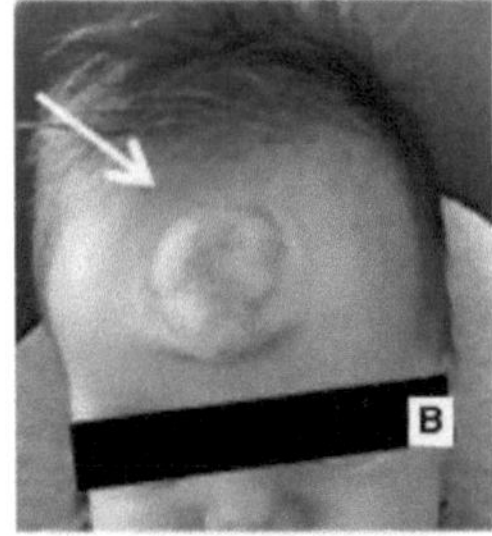

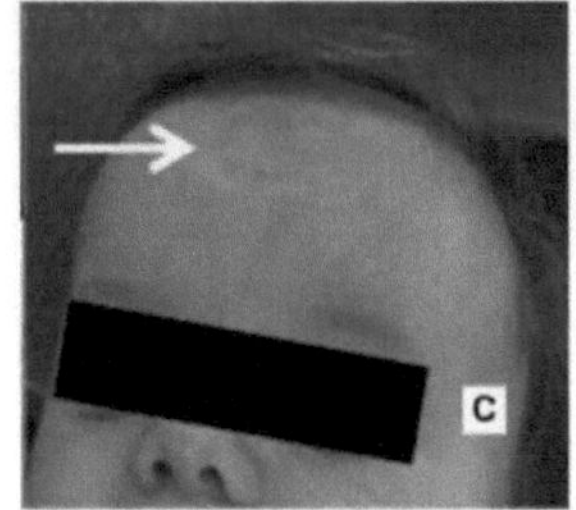

🡅 RAPIDLY INVOLUTING
CONGENITAL HEMANGIOMA

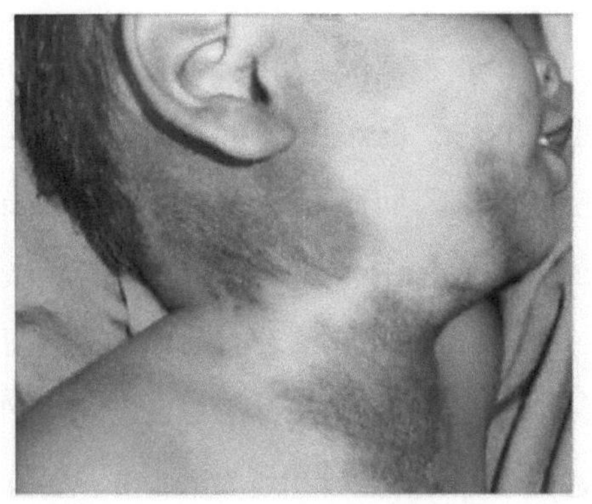

⇧ *TUFTED ANGIOMA*

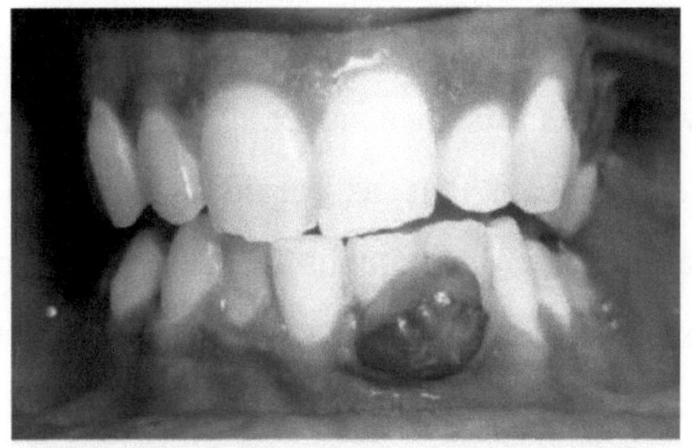

⇧ *PYOGENIC GRANULOMA*

Fenómeno de Kasabach-Merritt É um achado clínico que pode acompanhar as AT e as KHE. O fenómeno de Kasabach-Merritt é uma coagulopatia de consumo com trombocitopenia (< 10.000/mm ^{3}) e níveis baixos de fibrinogénio. Podem apresentar-se anomalias hematológicas como anemia, dímeros D elevados, tempo de protrombina e tempo de tromboplastina parcial. [7] Este fenómeno apresenta-se ocasionalmente à nascença, mas é mais comum nos primeiros meses de vida. Geralmente apresenta-se como sensibilidade, crescimento rápido e hematomas num tumor de tecidos moles em crescimento. A mortalidade do KHE e do TA complicados por KMP pode atingir os 50%.[3] O tratamento do KMP, como de qualquer outra anomalia vascular, deve ser efectuado de forma multidisciplinar. Os corticosteróides isolados raramente são eficazes, mas continuam a ser utilizados como tratamento de primeira linha. A cirurgia pode ser curativa, mas raramente é viável. A vincristina demonstrou ser altamente eficaz, mas as recaídas são frequentes. As terapias de suporte, como transfusões de fibrinogénio e plasma fresco congelado, são úteis. As transfusões de plaquetas devem ser evitadas, exceto antes de procedimentos cirúrgicos ou de hemorragias activas, porque podem provocar o aumento do tumor.[7] A heparina, que é útil na coagulopatia de consumo observada nas malformações vasculares, não deve ser utilizada na presença de KMP. A heparina provoca a libertação de FGF, resultando num crescimento acelerado do tumor e num aumento da hemorragia. [7] O fenómeno de Kasabach-Merritt pode ser facilmente confundido com a coagulopatia que ocorre no contexto de grandes malformações vasculares. A coagulopatia associada a malformações vasculares tem normalmente um início mais tardio e é caracterizada pelo consumo de factores de coagulação e por D-dímeros elevados, mas tem uma contagem de plaquetas e um nível de fibrinogénio não tão baixos como no KMP.

- **LOCALMENTE AGRESSIVO/LIMITE:**

i. Hemangioendotelioma Kaposiforme:

O tumor vascular pouco comum conhecido como hemangioendotelioma kaposiforme (KHE) tem uma elevada taxa de morbilidade e mortalidade. Atualmente, desconhece-se qual o mecanismo que inicia a patogénese do KHE. A angiogénese atípica e a linfangiogénese são as principais características patogénicas do KHE. Clinicamente diversas, as KHE podem progredir para uma coagulopatia de consumo potencialmente fatal e trombocitopenia, uma condição conhecida como fenómeno de Kasabach-Merritt (KMP). A gestão da KHE é difícil devido à complexidade da doença e à elevada frequência de comorbilidades. Até à data, a FDA ainda não aprovou nenhum medicamento para o tratamento da KHE. Estão a ser realizados novos ensaios clínicos e foram experimentados vários planos de tratamento com diferentes graus de eficácia. Vários medicamentos com diferentes terapias adjuvantes são administrados sequencialmente ou em combinação a doentes graves. O sirolimus, um inibidor do alvo mamífero da rapamicina, demonstrou uma eficácia satisfatória no tratamento da KHE em estudos recentes. A fim de otimizar os resultados e a qualidade de vida dos doentes, são necessários novos tratamentos específicos baseados numa compreensão mais profunda da etiologia da KHE. A KHE pode apresentar-se com uma grande variedade de sintomas, desde massas profundas sem indicações cutâneas até lesões cutâneas com uma grande variedade de aparências. Para além disso, existem diferenças notáveis nas características clínicas dos doentes com e sem KMP. A KHE manifesta-se como uma massa única de tecido mole na maioria dos indivíduos, com características cutâneas que variam desde um tumor endurecido, púrpura e firme até uma pápula, placa ou nódulo eritematoso.[1]

ii. Hemangioma epitelioide: Em 1969, Wells e Whemser fizeram o diagnóstico inicial de hemangioma epitelioide (EH) como hiperplasia angiolinfóide. Os homens de meia-idade são as principais vítimas deste tipo invulgar de tumor vascular. Manifesta-se normalmente como um ou mais nódulos castanho-avermelhados. Os EH da cavidade oral têm sido documentados com pouca frequência até à data. Em termos histológicos, é identificado pela forma dos vasos lobulares, pelas células epitelióides que revestem a parede dos vasos, assemelhando-se a lápides, e pelo infiltrado inflamatório crónico, composto principalmente por eosinófilos. Embora os nomes hemangioendotelioma epitelioide (HER) e EH sejam ocasionalmente utilizados de forma indistinta, a histologia e determinados marcadores imuno-histoquímicos (IHC) - como um índice Ki67 elevado e positividade de ERG observada mais tarde - distinguem as duas condições. Uma das etiopatogenias desta entidade pode ser o traumatismo local de um vaso vizinho.[51]

A palavra tem origem na palavra grega "EH", em que "hema" significa sangue, "angeio" significa vaso e "oma" denota tumor. As lesões vasculares são congénitas; no entanto, os hemangiomas desenvolvem-se após algumas semanas de nascimento e aumentam à medida que as pessoas envelhecem. Os hemangiomas são tumores benignos que se auto-involuem. São identificados por um aumento dos vasos sanguíneos, especialmente capilares e veias, numa região específica do tecido conjuntivo submucoso. [2]Outros nomes para EH incluem papularangioplasia, crescimento vascular atípico intravenoso, nódulo de angiomatose inflamatória, granuloma piogénico atípico e hemangioma histiocitóide. [3]Numerosas artérias capilares rodeadas por células endoteliais epitelioides em crescimento caracterizam esta lesão vascular benigna. Também são frequentemente observados infiltrados inflamatórios secundários.[2,4] Fetsch e Weiss estudaram 96 casos de EH para compreenderem melhor a patogénese da lesão. Descobriu-se que a lesão era independente do vaso ferido ou estava presente perto dele. A hiperplasia fibrintimal foi observada em 54% dos casos. É comummente referido que a etiologia das EHs é influenciada por traumas passados. [4]

iii. Angioendotelioma papilar intralinfático: De acordo com a versão mais recente da classificação de tumores da OMS. O angioendotelioma intralinfático papilar (PILA) é um tumor vascular raro que é descrito como uma "neoplasia vascular linfática raramente metastizante". Dois doentes desenvolveram metástases nos gânglios linfáticos, o que levou ao diagnóstico inicial de tumor maligno. Fanburg-Smith et al. chamaram-lhe PILA em 1998, devido ao seu comportamento questionável e ao seu forte carácter linfático. Menos de 40 casos de PILA foram documentados na literatura. Apenas três ocorrências foram registadas no osso, tendo a maior parte destes casos ocorrido em tecidos moles. [1]

Um angiossarcoma de baixo grau que afecta principalmente a pele e o subcutâneo é o que a maioria das fontes considera ser um angioendotelioma intralinfático papilar. O angioendotelioma intra-linfático papilar não apresenta preferência de localização anatómica, ao contrário da maioria dos angiossarcomas de alto grau que surgem normalmente nas regiões da cabeça e do pescoço. Foram descritos casos de angioendotelioma intralinfático papilar no testículo, músculo, baço, osso, nádegas, ventre, mão, calcanhar e língua, bem como na derme ou subcutâneo destas regiões anatómicas. Os angioendoteliomas papilares intralinfáticos foram documentados em casos com dimensões que variam entre 1 e 40 cm. Foi demonstrado que as pessoas com um tumor têm um prognóstico razoavelmente favorável. Dos seis casos originais publicados em 1969, Dabska et al. relataram apenas um caso de doença metastática para os gânglios linfáticos axilares durante o acompanhamento a longo prazo. No seguimento, Fanburg-Smith et al. verificaram que a maior parte dos 12 indivíduos desse estudo não apresentava sinais de doença. O telioma papilar intralinfático angioendo foi classificado como uma neoplasia maligna de baixo grau devido ao seu fraco potencial de disseminação metastática.[2]

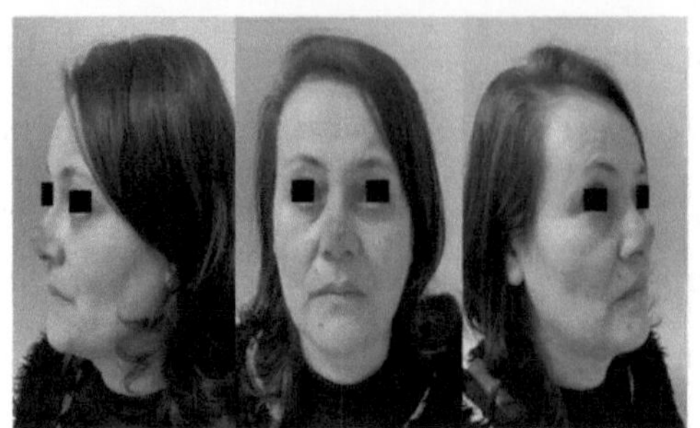

HEMANGIOMA EPITELIAL

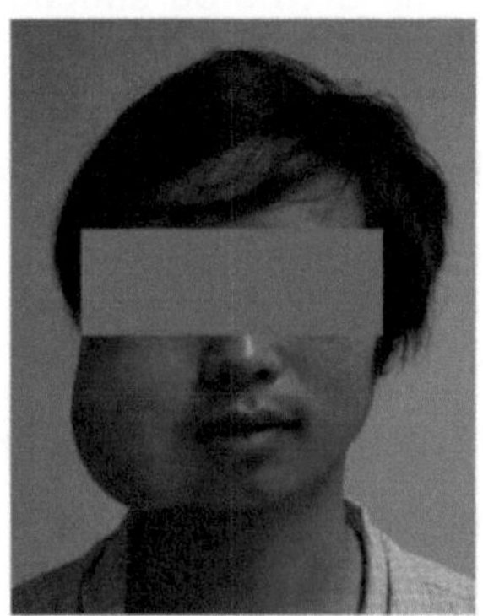

Angioendotelioma papilar intralinfático

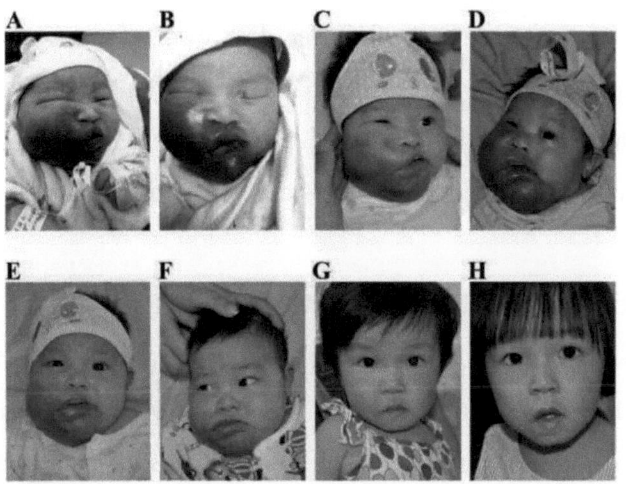

Bebé submetido a terapia com sirolimo para o hemangioendotelioma de KAPOSIFORM

MALIGNANTE

i. ANGIOSARCOMA: Menos de 3% dos sarcomas dos tecidos moles são angiossarcomas (AS), um grupo diverso de tumores mesenquimatosos invulgares derivados de células endoteliais vasculares com uma taxa de incidência de 2 a 3,5 por milhão. Embora possam surgir em qualquer parte do corpo, são mais frequentes nas áreas da cabeça, pescoço e couro cabeludo, nos membros, na mama, no coração, nos vasos principais e nos órgãos viscerais como o fígado e o baço. O linfedema crónico ou a exposição à radiação são causas típicas de EA secundária. Embora tenham sido registados exemplos de transição de hemangioma benigno ou hematoma crónico, a maioria das EA surge espontaneamente sem factores de risco conhecidos. A síndrome de Stewart-Treves, também conhecida como EA associada a linfedema crónico, pode desenvolver-se nos membros após a dissecção de gânglios linfáticos ou uma infeção persistente como a filariose. [2]

ii. HEMANGIOENDOTELIOMA EPITELÓIDE:

Uma doença vasoproliferativa reactiva rara, o hemangioma epitelioide (EH, classificação ISSVA 2018) manifesta-se como nódulos vasculares indolores nos tecidos dérmicos e subcutâneos da cabeça e do pescoço. Granuloma atípico, granuloma pseudopirogénico, nódulo angiomatoso inflamatório, hemangioma histiocitóide e hiperplasia angiolinfóide com eosinofilia são alguns dos outros nomes para o mesmo. Manifesta-se tipicamente em mulheres jovens como nódulos elevados, coloridos e com comichão na zona da cabeça e do pescoço. Raramente regride por si só, embora não tenham sido registados casos de alterações malignas. Uma vez que a hiperplasia epitelioide é extremamente invulgar, pode ser clinicamente mal diagnosticada para uma variedade de condições inflamatórias benignas, incluindo nódulo angiomatoso epitelioide cutâneo, doença de Kimura, doença cutânea relacionada com IgG4, angiomatose bacilar e tumores vasculares epiteliais malignos, incluindo hemangioendotelioma epitelioide tipo sarcoma, hemangioendotelioma epitelioide e angiossarcoma epitelioide.[2,3] Uma vez que o sinal primário na maioria dos casos é um inchaço gradualmente doloroso junto ao trajeto de um vaso, o diagnóstico clínico pode ser um desafio. O escurecimento da pele é possível, particularmente em áreas como o nariz, onde existe uma circulação terminal. É raro que a pressão do tumor sobre estruturas próximas (nervos, artérias ou tendões) cause dor e/ou problemas funcionais. Embora a imagiologia possa ser útil para examinar a expansão do tumor, o envolvimento vascular e outras manifestações concomitantes, é necessária uma histologia para fornecer um diagnóstico conclusivo. [4,5]

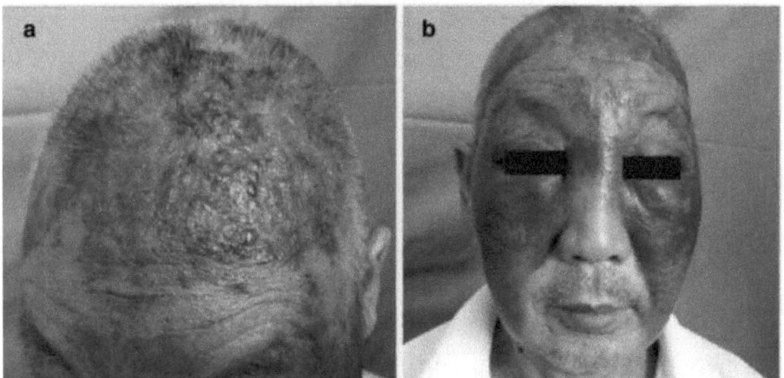

Angiossarcoma da face

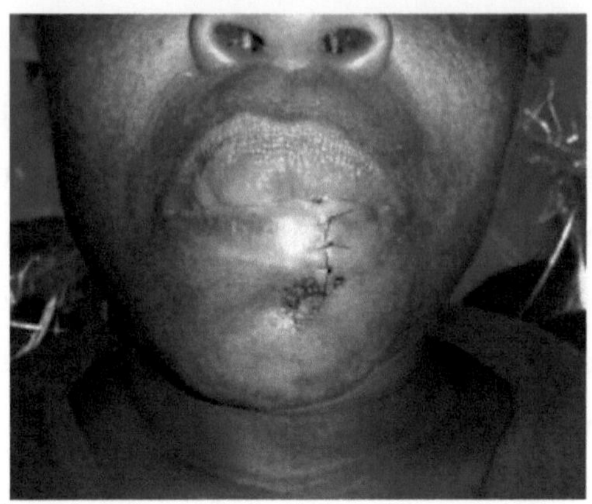

Hemangioendotelioma epitelial maligno do lábio

MALFORMAÇÕES VASCULARES SIMPLES: -

Malformações capilares

O nevo simples (NS), também conhecido como "mancha de salmão", é uma das marcas de nascença mais comuns. A incidência registada varia muito, de 19% a 82%. O NS foi descrito pela primeira vez em 1881 por médicos franceses e uma descrição pormenorizada foi fornecida por Unna, um dermatologista alemão, em 1884.4, 10 As lesões estão presentes à nascença, variando em cor desde o rosa pálido ao vermelho vivo. Normalmente, têm um bordo algo indistinto, são parcial ou totalmente branqueáveis e tornam-se mais proeminentes com o choro, atividade vigorosa e alterações da temperatura ambiente. A maioria desvanece-se espontaneamente, muitas vezes desaparecendo completamente no primeiro ou segundo ano de vida; muitas envolvendo a nuca persistem indefinidamente, e uma minoria das que envolvem a glabela também pode persistir na idade adulta. Alguns autores referem uma predominância feminina, enquanto outros não referem qualquer diferença de género.

Embora a testa, glabela, pálpebras superiores e nuca sejam as áreas mais comuns de envolvimento, outros locais podem ser afectados, levando à confusão com a mancha vinho do Porto (nevus flammeus) e outras marcas de nascença vasculares.

Hemangioma capilar lobular

Tumor benigno (não canceroso) dos vasos sanguíneos que se forma normalmente na pele. Pode também formar-se nas membranas mucosas e no interior de capilares (pequenos vasos sanguíneos) ou noutros locais do corpo. Os hemangiomas capilares lobulares aparecem normalmente como lesões elevadas, de cor vermelha viva, que podem crescer rapidamente e sangrar muito. As lesões são por vezes causadas por ferimentos ou pela utilização de determinados medicamentos e voltam frequentemente após o tratamento. Geralmente ocorrem em crianças mais velhas e adultos jovens, mas podem ocorrer em qualquer idade. Os hemangiomas capilares lobulares são um tipo de tumor vascular. Também chamado granuloma piogénico.

GESTÃO

ALGORITMO PARA O TRATAMENTO DE ANOMALIAS VASCULARES

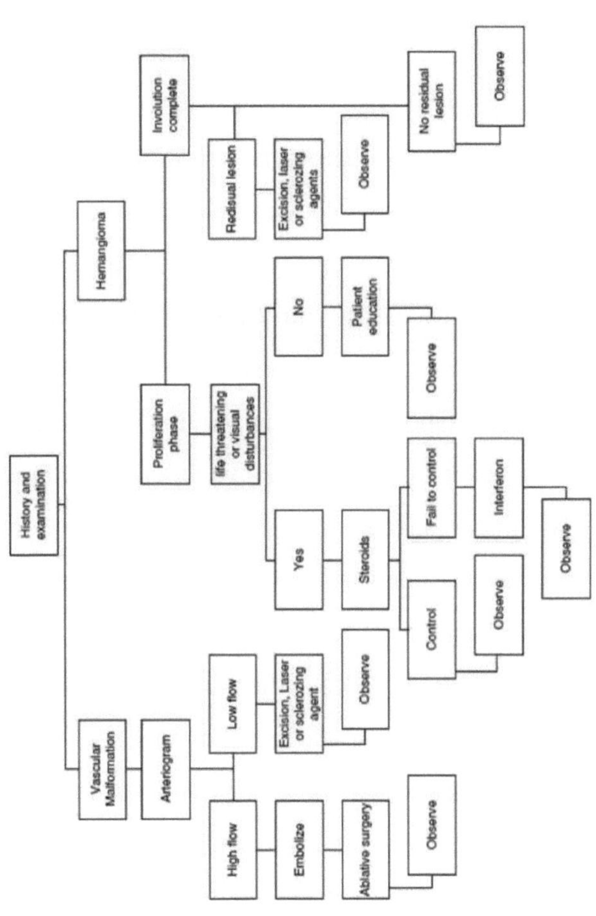

GESTÃO DE MALFORMAÇÕES DE BAIXO FLUXO E HEMANGIOMAS

MANANGEMANT MÉDICO DE VASCULAR LESÕES

A terapia médica para as anomalias vasculares tornou-se mais proeminente como modalidade de tratamento. À medida que os testes genéticos e moleculares se tornam mais sofisticados, a medicina de precisão pode orientar a terapia médica e cirúrgica destas lesões complexas. A terapia médica e cirúrgica que pode remover ou destruir células doentes pode ter vantagens sobre outras modalidades de tratamento. É necessária uma avaliação cuidadosa de todos os doentes com anomalias vasculares com uma equipa multidisciplinar, incluindo especialistas em cirurgia, geneticistas, radiologistas de intervenção, dermatologistas e hematologistas/oncologistas, para ajudar a tomar as decisões de tratamento mais eficientes e eficazes.[30]

O tratamento dos hemangiomas deve ser individualizado, com base no tamanho da lesão, morfologia, localização, presença ou possibilidade de complicações, potencial de cicatrização ou desfiguração, idade do paciente e taxa de crescimento ou involução no momento da avaliação.

Tratamento médico dos hemangiomas. Hemangiomas infantis

Quando se pensava que a HI resultava de uma angiogénese desordenada, o interferão-alfa, o primeiro inibidor da angiogénese natural conhecido, foi utilizado sistemicamente em casos complicados de HI. Demonstrou ser eficaz em 45% dos casos; no entanto, o efeito secundário indesejável de diplegia espástica tornou-o uma terapia de primeira linha pouco atractiva em crianças pequenas.[14] Até 2008, os corticosteróides, também inibidores da angiogénese, eram a base do tratamento da HI. Estes medicamentos eram utilizados por via sistémica ou por injeção intralesional e tinham uma eficácia variável. As doses elevadas e prolongadas de corticosteróides necessárias para o tratamento de grandes IH têm efeitos secundários como insuficiência suprarrenal, insónia, irritabilidade, intolerância à glicose e osteoporose. [15] A vincristina é um fármaco quimioterapêutico que inibe a função dos microtúbulos, interrompendo a mitose celular. A vincristina melhorou de forma inconsistente a IH com risco de vida. 6[1-] - Esta resposta inconsistente ao tratamento e o fraco perfil de segurança fazem da vincristina uma terapia menos popular para a IH.

A menção a estes medicamentos é de referência histórica

e já não são utilizados por rotina. [30]

Consulta de um especialista pediátrico em maxilofacial, oftalmologista pediátrico, dermatologista pediátrico, equipa de anomalias vasculares ou outros especialistas com conhecimentos sobre hemangiomas pediátricos com risco real ou potencial de complicações e quando a terapia está a ser considerada.

Após o exame clínico do hemangioma, a família pode necessitar de educação relativamente à evolução natural, às potenciais complicações, às indicações de tratamento e aos riscos, benefícios e expectativas das opções de tratamento disponíveis.

Dependendo do tipo de lesão e do nível de preocupação dos pais, o paciente pode precisar de ser reavaliado frequentemente durante a fase proliferativa e novamente antes da entrada na escola. Fotografias seriadas da lesão podem ajudar a monitorizar a evolução clínica.

A educação da família deve incluir informações sobre o curso natural, complicações potenciais, indicações de tratamento e riscos, benefícios e expectativas das opções de tratamento disponíveis para hemangiomas.

Indicações para a intervenção

A intervenção necessária para lesões complicadas pode interferir com uma estrutura ou função vital.

Estes incluem, mas não se limitam a:

- Hemangiomas cutâneos muito grandes e de crescimento rápido.
- Lesões na região periorbital.
- Lesões das vias respiratórias, do fígado ou do trato gastrointestinal.

Hemangiomas não complicados

A observação seriada é a base do tratamento para muitos hemangiomas localizados e sem complicações, pois os hemangiomas involuem espontaneamente após o primeiro ano de vida. A decisão de não prosseguir com a terapia médica e cirúrgica pode não ser necessariamente uma intervenção passiva, uma vez que o crescimento e a involução dos hemangiomas são monitorizados e as implicações psicossociais, particularmente os hemangiomas faciais, são antecipadas. Fotografias seriadas da lesão podem ser úteis para monitorar o processo de involução e o resultado.

Terapêuticas locais A farmacoterapia local é utilizada principalmente para tratar hemangiomas infantis pequenos ou superficiais e não é ideal para tratar lesões complexas.

Betabloqueadores tópicos Relatos de tratamento bem sucedido de hemangiomas com propranolol sistémico levaram à investigação da terapia tópica com betabloqueadores para tratar hemangiomas infantis. Os betabloqueadores tópicos no tratamento de pequenos hemangiomas superficiais (por exemplo, hemangiomas de menor preocupação cosmética localizados na face, pequenas lesões na área anogenital) como uma alternativa à observação, particularmente se os pais desejarem o tratamento.

A solução **tópica de timolol em** gel, 0,5%, pode ser utilizada para tratar as lesões. Aplica-se uma gota duas a três vezes por dia durante 6 a 12 meses ou até uma melhoria estável.

Um estudo retrospetivo de 22 bebés de alto risco com hemangiomas predominantemente localizados na área periocular, tratados com timolol tópico. Receberam monitorização cardíaca contínua durante pelo menos 24 horas. Dois bebés desenvolveram bradicardia sintomática associada a apneia ou hipotermia, exigindo a interrupção do timolol; ambos eram pré-termo (peso <2500 gramas) e tinham uma história de bradicardia sintomática antes do início do tratamento com timolol.

Os corticosteróides tópicos de alta potência (por exemplo, **creme de propionato de clobetasol) foram utilizados no passado para hemangiomas pequenos e superficiais com risco de ulceração ou pequenas lesões perioculares.**

Atualmente, são pouco utilizados desde a introdução do timolol tópico. Os corticosteróides tópicos podem ser úteis para o tratamento de ulcerações ligeiras mas recorrentes. Os efeitos adversos da utilização prolongada de corticosteróides tópicos incluem atrofia cutânea, hipopigmentação e hipertricose.

A utilização de corticosteróides intralesionais, como o acetonido de triancinolona 10 a 40 mg/mL, está limitada a hemangiomas pequenos, bem localizados e profundos.

A terapia intralesional com corticosteróides pode ser útil no tratamento de hemangiomas periorbitais. Uma combinação de acetato de betametasona, numa dosagem de 6 a 12 mg, e acetonido de triamcinolona, numa dosagem de 40 a 60 mg, administrada com uma agulha de calibre 30, resulta numa boa resposta em 45% dos doentes. [13]A resposta ocorre no prazo de uma semana; são necessárias injecções adicionais em quatro a oito semanas. A injeção direta num bebé requer sedação. As complicações da injeção local incluem necrose da pálpebra, depósitos de placas de colestina, atrofia dos tecidos gordos ou moles e oclusão da artéria central da retina.

O mecanismo exato de ação dos corticosteróides na indução da involução do hemangioma é desconhecido. Os corticosteróides inibem os activadores da fibrinólise nas paredes dos vasos, diminuem os activadores do plasminogénio e aumentam a sensibilidade dos esfíncteres pré-capilares às aminas vasoactivas. Em combinação com a heparina derivada de mastócitos, os corticosteróides inibem a angiogénese e induzem a regressão capilar. [33]

As doses individuais não devem exceder 3 mg/kg. Regra geral, observa-se uma resposta no prazo de duas semanas, que se mantém nas seis a oito semanas seguintes. Por vezes, são necessárias injecções em série, administradas a intervalos de quatro semanas.

Os efeitos adversos dos corticosteróides intralesionais incluem mais frequentemente atrofia cutânea local devido a fugas ou aplicação inadvertida na pele normal circundante. A supressão adrenal por absorção sistémica também é possível, mesmo com utilização localizada.

Tumores vasculares maxilofaciais

As lesões vasculares orbitais, das mucosas, das vias respiratórias e maxilofaciais com crescimento rápido podem causar ulceração significativa, hemorragia, dor, infeção secundária, assimetria anatómica significativa e efeitos psicológicos no bebé e nos pais. Muitos destes bebés e crianças necessitam de internamento.

Especialmente considerando as correlações cardiovasculares ou sindrómicas, também é necessário ter cuidado. Devem ser tomados cuidados adequados, uma vez que a pele é fina nos bebés. A mucosa dessecada pode ulcerar, e a absorção de medicação tópica é elevada, com uma maior propensão para ulcerar.

Beta-bloqueadores

O efeito anti-angiogénico dos betabloqueadores é uma

terapêutica documentada. Na revista britânica de dermatologia, em 2010, Storch et al., defenderam a inibição da via de transdução de sinal pelos betabloqueadores nas células endoteliais vasculares proliferativas. Outras acções do propranolol e dos beta-bloqueadores foram relatadas para suprimir o beta FGF, VEGF, MMP-o2, MMP-9 através do bloqueio dos adrenoreceptores. Tal como aludimos no capítulo sobre a etiopatogénese, a composição mutacional das lesões vasculares e as vias mutacionais oncológicas são semelhantes, mas produzem um efeito variado. Na malignidade nasossinusal, observa-se um aumento do nível de metaloproteinases da matriz (MMP).

Os níveis de MMP registaram uma diminuição com a terapia com betabloqueadores em comparação com um aumento com o agonista dos receptores beta-adrenérgicos norepinefrina.

Propranolol numa dose oral de 1,0 -1,5 mg/kg por dia - lesões profundas, doses periódicas múltiplas com monitorização dos efeitos cardiovasculares e sistémicos, como mencionado abaixo, durante a fase proliferativa.

Solução oftálmica de maleato de timolol a 0,5%, 25 mg

por cada cinco ml - eficaz para hemangiomas superficiais tópicos; aplicado em camadas duas vezes por dia para minimizar a absorção sistémica ou a perda de escoamento periférico.

O bloqueador beta-adrenérgico não seletivo (propranolol) foi uma intervenção terapêutica serendipitosa para hemangiomas infantis, incluindo lesões orbitais. Leaute-Labreze et al., um grupo francês, utilizou involuntariamente o propranolol num par de doentes com hemangioma maxilofacial infantil com insuficiência cardíaca iminente. Verificou-se uma resolução significativa da taxa de crescimento e regressão do tamanho dos hemangiomas nestas crianças enquanto estavam a ser utilizados para sintomas cardíacos. Os resultados do grupo foram publicados no New England Journal of Medicine em 2008. O uso de timolol tópico foi revisto por Puttgen et al. no "Pediatrics" em 2016. Existem estudos semelhantes na literatura maxilofacial.

O mecanismo é mal compreendido; a literatura atual relata uma regulação positiva dos factores de crescimento (fator de crescimento dos fibroblastos - FGF, especialmente betaFGF) e das metaloproteinases da matriz (MMP 2 e 9) nestes hemangiomas de crescimento rápido das áreas maxilofacial e periorbital. A terapêutica com beta-bloqueadores pode ser monitorizada através de uma redução da excreção de FGF e MMP na urina, detectada por testes de imunoabsorção enzimática (ELIZA) e zimografia.

As reacções adversas dos beta-bloqueantes, como hipoglicemia, hipotensão, bradicardia, constrição brônquica, cianose periférica, alterações do ECG, sintomas gastrointestinais (anorexia, diarreia, vómitos), alterações do sono, sonolência, eritema cutâneo e esfoliação, devem ser tratadas de forma adequada, especialmente nos lactentes. A monitorização cardiovascular e dos sinais vitais deve ser efectuada em regime de internamento (3-7 dias), especialmente quando o tratamento se encontra na fase proliferativa. A duração do tratamento completo pode durar entre 1 e 8 semanas durante a fase proliferativa. São aconselhadas doses baixas de beta-bloqueadores orais durante a terapêutica combinada com a terapêutica beta-adrenérgica tópica para atenuar os efeitos adversos.

Hemangiomas complicados Os hemangiomas complicados que requerem tratamento incluem hemangiomas grandes com risco aumentado de cicatrização ou desfiguração, hemangiomas com risco de vida (por exemplo, hemangiomas

das vias aéreas), hemangiomas com riscos operacionais (por exemplo, hemangiomas perioculares) ou hemangiomas com ulceração grave.
Propranolol O propranolol, um betabloqueador não seletivo, é o agente de primeira linha para hemangiomas com potencial para prejudicar a função ou causar desfiguração permanente, se não houver problemas cardíacos ou neurovasculares.

O propranolol inibe o crescimento e induz a regressão dos hemangiomas infantis.

Eficácia Em 2008, a observação casual de que o propranolol para tratar a insuficiência cardíaca em duas crianças pequenas com hemangiomas infantis estava associado a uma mudança de cor, amolecimento e diminuição do tamanho dos hemangiomas levou ao início de estudos observacionais mais extensos e ensaios aleatórios. Todos os estudos demonstraram melhoria com propranolol. propranolol com alimentação reduz o risco de hipoglicemia.

Outras terapêuticas sistémicas A vincristina e o interferão alfa são agentes sistémicos alternativos para o tratamento de hemangiomas complicados, mas são raramente utilizados desde o advento do propranolol.

Situações especiais Hemangiomas perioculares Os hemangiomas perioculares podem comprometer a visão e causar ambliopia, astigmatismo ou estrabismo. Estes hemangiomas podem ser avaliados por um oftalmologista com experiência em hemangiomas e no seu tratamento. A excisão cirúrgica também pode ser uma opção para lesões pequenas e localizadas.

Hemangiomas ulcerados

Cuidados com as feridas Os cuidados locais suaves e meticulosos com as feridas são a base do tratamento das úlceras e são particularmente importantes para as lesões em locais sujeitos a traumatismos e infecções, como o períneo. Os cuidados locais com a ferida reduzem a dor e ajudam a prevenir infecções secundárias.

As terapias habitualmente utilizadas incluem antibióticos tópicos, cremes de barreira e pensos antiaderentes. O desbridamento muito suave das feridas com crostas, com banhos de soro fisiológico duas a três vezes por dia, também pode ser útil, uma vez que as crostas impedem a reepitelização e favorecem a infeção.

O gel tópico de metronidazol, frequentemente utilizado em combinação com mupirocina tópica, provou ser seguro e eficaz para a ulceração, particularmente em áreas intertriginosas ou húmidas, como o lábio e o períneo. Quando clinicamente indicado, são também ocasionalmente utilizados antibióticos orais de largo espetro.

Propranolol **oral Sugerimos** propranolol oral, para além de cuidados meticulosos com a ferida e analgesia adequada para o tratamento de hemangiomas ulcerados.

Um efeito benéfico do propranolol nos hemangiomas ulcerados foi também analisado em várias séries de casos.

Analgesia A dor associada à ulceração pode ser grave. Os bebés afectados sofrem normalmente de perturbações do sono e de irritabilidade acrescida.

Pode justificar-se a utilização de acetaminofeno oral (sem codeína) ou de um agente anestésico tópico.

Hemangiomas das vias aéreas Devido ao pequeno calibre das vias aéreas do bebé, um hemangioma das vias aéreas em crescimento pode levar a uma obstrução das vias aéreas com risco de vida.

O propranolol sistémico é geralmente a primeira linha de terapia para crianças com hemangiomas sintomáticos das vias aéreas. A ablação por laser é uma terapia de segunda linha ocasional. Raramente, pode ser necessária uma traqueostomia. Os hemangiomas das vias aéreas em adultos são revistos com endoscopia flexível frequentemente se forem assintomáticos.

A ressecção cirúrgica é uma hipótese a considerar em episódios de obstrução ou hemorragia observados. A escleroterapia, conforme descrito, pode ser utilizada para o tratamento.

Síndrome PHACE A presença de anomalias arteriais graves pode restringir o propranolol em alguns doentes com síndrome PHACE. Para além de grandes hemangiomas faciais, os doentes com esta doença apresentam coartação da aorta e anomalias da vasculatura e dos vasos cerebrais e cervicais do arco aórtico. Uma pequena percentagem de doentes com anomalias cerebrais ou cervicais graves desenvolve um acidente vascular cerebral isquémico arterial agudo, mais frequentemente durante a infância ou a adolescência.

As directrizes de consenso recomendam que os bebés com síndrome PHACE sejam cuidadosamente avaliados com ressonância magnética/angiografia por ressonância magnética (MRI/MRA) da cabeça e pescoço e imagiologia cardíaca para incluir o arco aórtico antes de iniciar o tratamento com propranolol.

Os riscos e benefícios do tratamento com propranolol em doentes com síndrome PHACE que apresentam características de ARM de alto risco são revistos para tratamento e em consulta com especialistas em neurologia e cardiologia.

As malformações linfáticas são tratadas consoante o tipo e a localização na cabeça e no pescoço. Como já foi referido, estas lesões podem causar pressão nas vias respiratórias, no trato aerodigestivo e aumentar devido a infecções repetidas ou hemorragias na lesão. Na maioria dos doentes com ML macrocísticas, a escleroterapia com *Picibanil (OK-432)* tem mostrado bons resultados.

Os doentes podem desenvolver inflamação no local da injeção e febre, que é tratada sintomaticamente.

Os tumores microcísticos podem exigir uma terapia sistémica com *Sirolimus* ou cirurgia, uma vez que nem sempre respondem ao Picibanil. O sirolimus é um macrólido natural isolado do género Streptomyces (Streptomyces hygroscopicus). Provoca uma diminuição do fator de crescimento endotelial vascular (VEGF) e é um regulador fundamental da linfangiogénese e da angiogénese.

ESCLEROTERAPIA

A escleroterapia percutânea foi desenvolvida como uma modalidade de tratamento minimamente invasiva e é geralmente utilizada em malformações venosas de baixo fluxo e malformações linfáticas macrocísticas. Por outro lado, as MAV têm um fluxo rápido e, por conseguinte, não são normalmente candidatas a escleroterapia percutânea.

A escleroterapia é uma modalidade de tratamento eficaz para a MV e pode ser efectuada com uma variedade de agentes esclerosantes. Pingyangmycin (cloridrato de bleomicina), um medicamento de quimioterapia, utilizado no tratamento do cancro oral. O STS (Sotradecol) está atualmente a ser utilizado como agente esclerosante que interfere com os lípidos da superfície celular, causando danos endoteliais, com a consequente trombose e fibrose. [31]

As complicações sistémicas incluem hemólise, potencial toxicidade renal e paragem cardíaca. As complicações locais incluem a formação de bolhas, necrose da pele em toda a sua espessura e danos nos nervos locais, especialmente na região da cabeça e do pescoço.

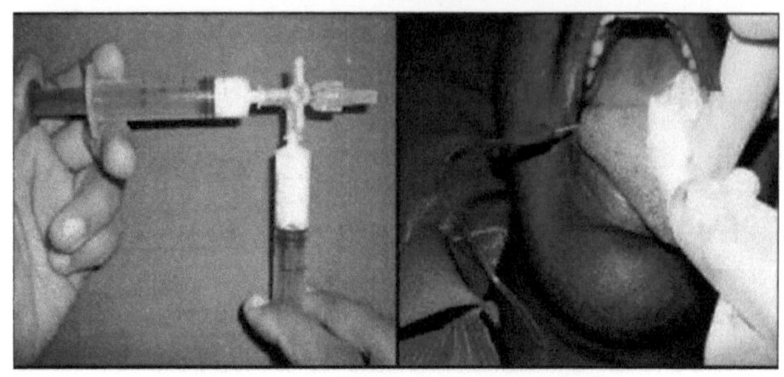

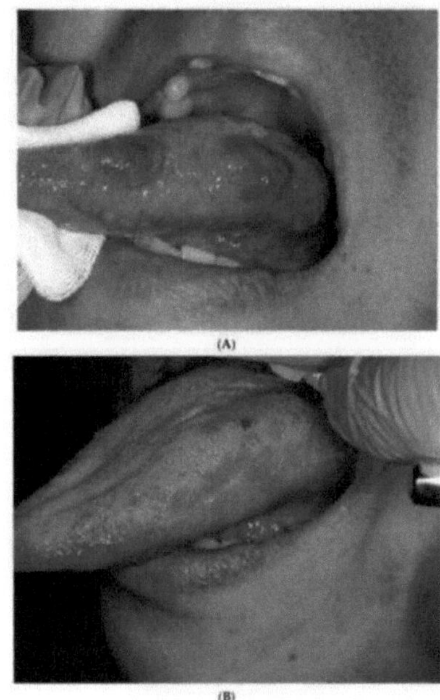

(A) A malformação vascular antes da escleroterapia.

(**B**). Resposta completa após escleroterapia [45]

AGENTES ESCLEROSANTES

Os agentes esclerosantes são substâncias que provocam uma irritação ou trombose acentuada dos tecidos, com subsequente inflamação local e necrose dos tecidos, resultando em fibrose e contração dos tecidos.

O PYM, também conhecido como Bleomicina A5, é o tratamento com um único fármaco mais utilizado para o tratamento de malformações cervicofaciais. A febre e o inchaço transitórios são efeitos secundários frequentes. A ulceração da pele e a atrofia do tecido subcutâneo são complicações raramente observadas.

O etanol absoluto provoca alterações nas proteínas celulares e, consequentemente, danifica o endotélio da parede vascular, levando à obliteração do seu lúmen. As complicações mais comuns incluem lesões nervosas, necrose e ulceração da pele.

O OK-432 é uma preparação liofilizada de bactérias de baixa virulência, Streptococcus pyogenes do grupo A, incubadas com benzilpenicilina. Provoca a indução de várias citocinas. A resposta inflamatória causada por este produto permanece localizada e causa danos no endotélio.

As complicações incluem inchaço local e paralisia transitória do nervo facial.

O oleato de etanolamina é uma emulsão de ácidos gordos que induz a trombose e danifica o endotélio. Complicações como ulceração e necrose da pele são conhecidas, mas observadas com pouca frequência.

O polidocanol é um detergente não iónico, que provoca a absorção pela membrana celular e leva à lise do revestimento endotelial. A necrose superficial da pele ou da mucosa é uma complicação conhecida do Polidocanol.

A doxiciclina pertence ao grupo dos antibióticos tetraciclina. O seu modo de ação não é ainda claro, mas sabe-se que os seus efeitos se devem à inibição das metaloproteinases da matriz e à proliferação celular.

Também provoca a supressão dos factores de crescimento endotelial vascular durante a angiogénese e a linfangiogénese. Isto conduz ainda a aderências densas e fibrose devido à deposição de colagénio e fibrina. Os LM macrocísticos apresentam uma melhor resposta ao tratamento com doxiciclina em comparação com os LM microcísticos. As complicações mais frequentes são a hemorragia, a celulite, a dor e o edema transitório. Cicatrizes, escoriação da pele e síndrome de Horner são observados com menos frequência. Estes efeitos adversos são auto-limitados e provavelmente estão relacionados com o efeito esclerosante e não com o efeito secundário do medicamento em si.

A STS, também conhecida como *sotradecol,* provoca a desnaturação de proteínas como os factores de coagulação devido à perturbação da arquitetura normal da bicamada lipídica nas membranas celulares das células endoteliais. Isto causa fibrose e oclusão dos vasos. Até à data, não se conhecem quaisquer complicações importantes.

Sclerosing agent	Important facts	Advantage	Disadvantages
Bleomycin	First used by Yura and coworkers in 1977 [25]	Can absorb systemically at very low levels, even if administered locally [25]	Development of fatal pulmonary fibrosis even in low doses [26] hyperpigmentation
Pingyangmycin	Chemical structure similar to Bleomycin A5, this anticancer drug can be extracted from gram +ve streptococci	Most effective in treating vascular malformations of size less than 5.0 cm and for superficial lesions. Percutaneously, it is very simple and effective	Allergic reactions, cutaneous or mucosal necrosis and sensory nerve or motor nerve injuries
5% sodium morrhuate	Earlier, it was successfully used	May remain in lesion, causing sclerosis and involution for a longer duration	Irritating and has tendency for the induction of severe reactions like tissue necrosis
Absolute ethanol	Clinical application over the decades used globally, even in complicated and extensive lesions [27]	Low cost, remarkable results, quick metabolism and lower recurrence rates [28]	Ethanol sclerotherapy is painful and requires general anesthesia. Facial palsy and allergy
Lauromacrogol aethoxysklerol or polidocanol	Most effective sclerosing agents with low risk of complications and contains 95% hydroxyl polyethoxydodecane with 5% ethyl alcohol	Injection technique is simple, safe and time-saving, painless, rarely allergic, and well tolerated by patients	It may cause necrosis and ulceration, if solution leaks out into mucosa or skin
OK-432	OK-432, also called picibanil, is a biological preparation of lyophilized powder containing Streptococcus pyogenes Su strain cells (group A, type 3) treated with benzylpenicillin potassium [29]	No perilesional fibrosis [30]Possibility to perform multiple subsequent injections with additional shrinkage response Low complication rate Better esthetics results [30]	The main disadvantage of OK-432 is that some lesions require more than one injection to shrink satisfactorily. Other complications include fever, allergy, erythema and swelling [31]
Detergent sclerosants (sodium tetradecyl, the most commonly used sclerosant, ethanolamine and polidocanol	Detergents came into use in the 1930s they work by a mechanism known as protein theft denaturation	Addition of air results in a microfoam which is felt to be more effective than the bland solution. A reasonable dose limit for image-guided sclerotherapy is 0.5 ml/kg or 30.	It is painful to inject, but effective and relatively nontoxic

TERAPIA LASER

Existe uma variedade de opções disponíveis para o tratamento de lesões vasculares. São utilizados diferentes sistemas laser, muitas vezes com diferentes fluências, larguras de pulso e tamanhos de pontos, para tratar as mesmas lesões vasculares. O médico deve escolher os parâmetros de tratamento adequados para cada sistema laser, lesão vascular e localização do corpo.[46]

Tendo em conta as variações nas especificações do laser e as respostas individuais, recomenda-se um tratamento de teste num local pequeno, mas representativo. O protocolo de tratamento deve basear-se individualmente no exame clínico, no tipo de pele, no historial e na resposta dos tecidos de cada doente. A decisão final está nas mãos do médico. [35]

Indication	Laser	Remark
PWS	PDL, Nd:YAG, IPL	PDL is the treatment of choice. Deeper lesions do not respond well with PDL. Nd:YAG and IPL are better suited for deeper lesions.
Hemangioma	PDL, Nd:YAG, IPL	Laser should be tried only in selected cases. For deeper lesions Nd:YAG and IPL can be tried.
Facial telangiectasia	PDL, IPL	Purpura is common with PDL. IPL is a safer alternative
Rosacea	PDL, IPL	Long pulse PDL is the treatment of choice among laser. IPL is a safer alternative.
Spider angioma	PDL, IPL	IPL has less cosmetically relevant side effects.
Poikiloderma of civette	PDL, IPL	Use of laser should be done with caution, due to high incidence of adverse effects.
Pyogenic granuloma	CO2, PDL	Multiple sittings are required for PDL
Venous lake	Nd:YAG, PDL	Nd:YAG shows better results than PDL.
Cherry angioma	PDL, Nd:YAG,	Laser should not be the first line of treatment
Leg veins	Nd:YAG, PDL	Nd:YAG shows better results than PDL due to the deeper location of vessels

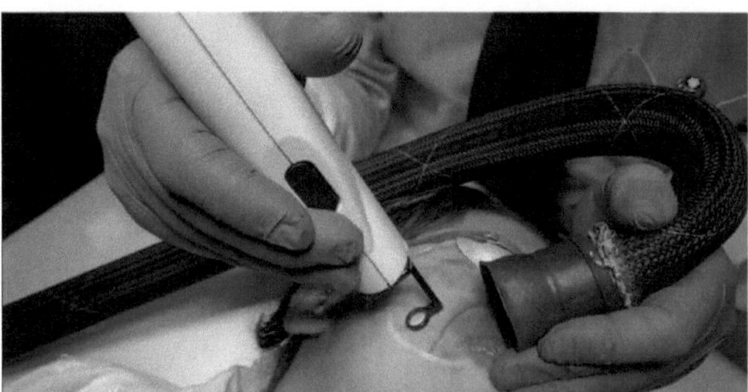

Pulsed Dye Laser - Procedimento

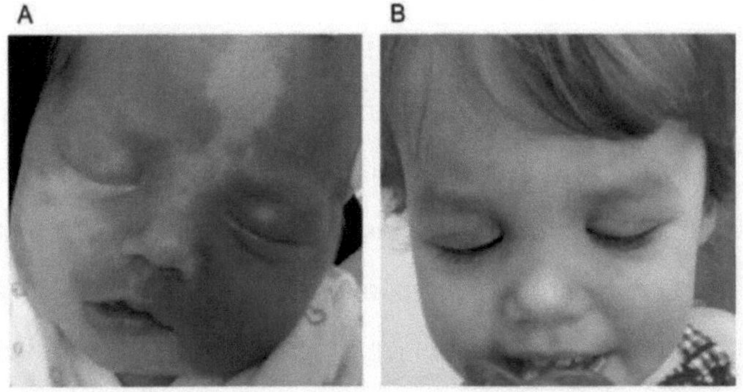

(A) CVM num bebé de 8 dias. (B) 28 tratamentos com PDL de 595 nm

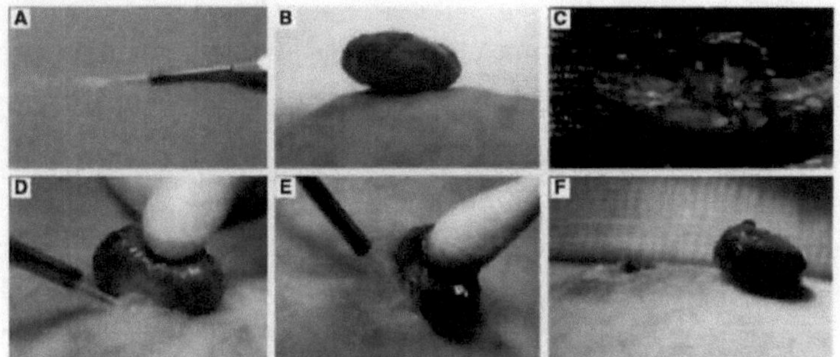

Remoção radical com Nd-YAGlaser

COMPLICAÇÕES DO TRATAMENTO A LASER DAS LESÕES VASCULARES

1. Dor: A dor é frequente e pode ser um marcador do efeito adverso subsequente. A dor pode ser reduzida com técnicas anestésicas adequadas, tal como referido anteriormente.

2. Edema: É de esperar algum eritema e edema no local tratado e à sua volta imediatamente. A região periorbital e o pescoço são mais propensos ao edema. Normalmente, o edema desaparece ao fim de 5-7 dias. Um arrefecimento adequado durante o procedimento e após o tratamento reduz o edema.
3. Hemorragia: A hemorragia ocorre devido a parâmetros inadequados (alta fluência e curta duração do impulso). A seleção adequada dos parâmetros reduz a incidência de hemorragias.

4. Púrpura: A púrpura é observada imediatamente após o tratamento e, normalmente, desaparece ao fim de 7 a 10 dias. Não é necessário qualquer tratamento específico.
5. A formação de bolhas e a descoloração são raramente observadas.

São normalmente causadas por um tratamento excessivo. Começando com uma mancha de teste, a seleção apropriada de parâmetros e o arrefecimento adequado reduzem a formação de bolhas. Após a formação de bolhas, pode ocorrer hipo/hiperpigmentação pós-inflamatória. A hiperpigmentação é mais frequente em tipos de pele mais escuros. Normalmente, desaparece num período de 3 a 6 meses. Os cremes de branqueamento tópicos, como a hidroquinona, aceleram o tempo de recuperação. A aplicação tópica de hidroquinona 2 semanas antes da sessão de laser reduz a incidência de hiperpigmentação.

A hipopigmentação é normalmente corrigida num período de 3 a 6 meses.

6. As alterações da textura da pele são causadas por um tratamento excessivo (devido a fluências excessivas ou ao empilhamento de impulsos)
7. Cicatrização: Normalmente devido a um tratamento excessivo ou na sequência de uma rutura da superfície da pele. O cumprimento dos cuidados pré e pós-tratamento com laser reduz rigorosamente a possibilidade de cicatrizes.
8. Reativação do herpes: Recomenda-se uma terapêutica virostática oral profiláctica para os doentes com antecedentes de herpes, especialmente durante o tratamento de lesões no rosto.
9. Infeção: A infeção é pouco frequente; edema, eritema, dor, exsudação, formação de crostas e febre indicam infeção. Devem ser utilizados antibióticos tópicos e sistémicos.
10. Não respondedores: algumas lesões não respondem

apesar do tratamento adequado. Esta possibilidade deve ser informada aos doentes antes do tratamento e recomenda-se um aconselhamento adequado antes do tratamento em todos os casos.[46]

EXCISÃO DE HEMANGIOMAS

A excisão precoce do hemangioma deve ser o procedimento de escolha em casos seleccionados de hemangioma. A excisão cirúrgica de hemangiomas em áreas onde possa ocorrer um defeito cosmético ou funcional significativo deve ser considerada como tratamento de primeira linha.

No que diz respeito aos hemangiomas em particular, existem muitas razões para prosseguir agressivamente uma estratégia de excisão cirúrgica. Estas razões são descritas em pormenor nos pontos seguintes.

TAXA DE PROGRESSÃO

Apesar do estudo exaustivo destas lesões, não é possível prever o ritmo de crescimento de um hemangioma. A literatura e a experiência têm demonstrado que alguns hemangiomas aumentam de tamanho muito rapidamente nas primeiras semanas ou meses de vida de uma criança. Num curto período de tempo, estas lesões podem tornar-se tão grandes que distorcem permanentemente estruturas críticas, particularmente na face.

TAMANHO E LOCALIZAÇÃO DA LESÃO

A localização do hemangioma deve pesar muito na decisão de se proceder à cirurgia. A região anatómica mais problemática para estas lesões é a face. As lesões da pálpebra podem aumentar até ao ponto de obstruir o eixo visual. Em bebés com menos de um ano de idade, esta situação pode levar rapidamente à cegueira devido à falta de informação sensorial visual nesse olho. O nariz, como ponto focal da face, apresenta sérios problemas com lesões alargadas. A deformidade é tão frequente que lhe foi dado o termo "nariz de Cyrano".

TEMPO ATÉ À INVOLUÇÃO

Um dos aspectos mais incómodos do tratamento de hemangiomas é o facto de não compreendermos a velocidade a que estas lesões involuem. Apesar de muito estudo, não há nenhuma maneira conhecida de prever quando um hemangioma se resolverá. Tal como acontece essencialmente com todas as outras deformidades congénitas, devem ser feitos todos os esforços, cirúrgicos ou não, para resolver a deformidade antes de a criança entrar na escola.

Outra consideração crítica neste sentido é que, mesmo depois de involuídas, muitas destas lesões deixam uma "cicatriz" residual.

DIAGNÓSTICO

Nem todos os hemangiomas se parecem com os hemangiomas indicados. Outras lesões simplesmente não se parecem com hemangiomas. Nesses casos, o sarcoma é sempre uma possibilidade. A falta de um diagnóstico adequado em tempo útil pode levar a um resultado comprometido com a progressão do cancro. Frequentemente, é mais simples excisar a lesão para exame do que observá-la com expetativa.

TÉCNICA CIRÚRGICA

A perceção geral é de que talvez seja mais difícil e perigoso devido à natureza altamente vascularizada destas lesões no recém-nascido. No entanto, é exatamente o contrário que é verdade. Operar hemangiomas em crianças mais velhas é um pouco mais problemático do que no recém-nascido. Na lesão involutiva, o hemangioma é uma mistura de tecido fibrogorduroso e vasos sanguíneos. Em muitas destas lesões, é muito difícil distinguir entre o hemangioma e o tecido normal. Como consequência, isto requer a ressecção de um maior volume de tecido normal. Na fase proliferativa, o rápido crescimento da lesão resulta na formação de uma "pseudocápsula". Ou seja, existe uma delimitação muito clara entre a lesão e a gordura subcutânea circundante.[43]

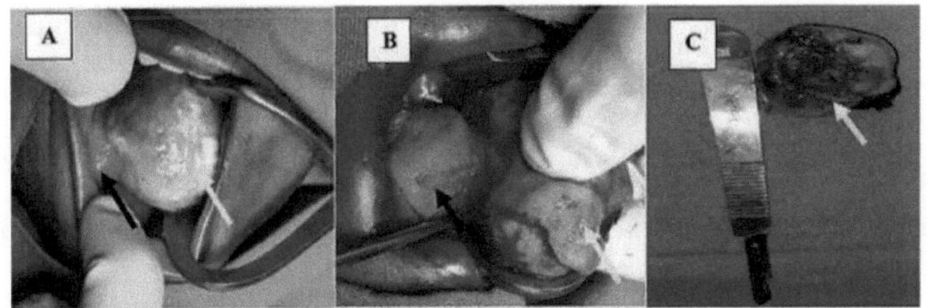

Vista intra-operatória mostrando a excisão de um hemangioma capilar oral.

A cirurgia de excisão pode ser essencialmente isenta de sangue se se mantiver neste plano. Para o efeito, a incisão é feita inicialmente apenas na pele normal. O electrocautério é então utilizado para dissecar a gordura normal até à interface com a lesão. Com uma gaze a exercer tração sobre a lesão, esta pode ser em grande parte removida manualmente neste plano. Normalmente, um ou dois vasos de alimentação de tamanho considerável são encontrados na dissecção. Dado o seu pequeno tamanho nestes bebés, estes são facilmente cauterizados. A cicatriz resultante é simplesmente uma questão do tamanho da lesão. [24]

TÉCNICA DO ESPARTILHO

Uma nova técnica cirúrgica de ligadura intra-tumoral para o tratamento de malformações vasculares de baixo fluxo na região da cabeça e do pescoço. Esta técnica de ligadura intra-tumoral envolve a oclusão de todas as ligações arteriais e venosas dentro da rede vascular regional e estrangula os canais vasculares dentro e à volta da malformação. Estes enormes canais vasculares da malformação são divididos em muitos segmentos que não podem comunicar entre si, resultando na eliminação do fluxo sanguíneo total por dois efeitos:

1) os vasos estrangulados produzem cicatrizes enterradas que obstruem os canais vasculares, e
2) a estagnação do sangue entre as suturas provoca a formação de coágulos sanguíneos, que se organizam normalmente.
3) Posteriormente, o endotélio vascular sofre uma atrofia progressiva com hiperplasia fibrosa e a substituição do tecido angiomatoso por tecido fibro-conectivo.

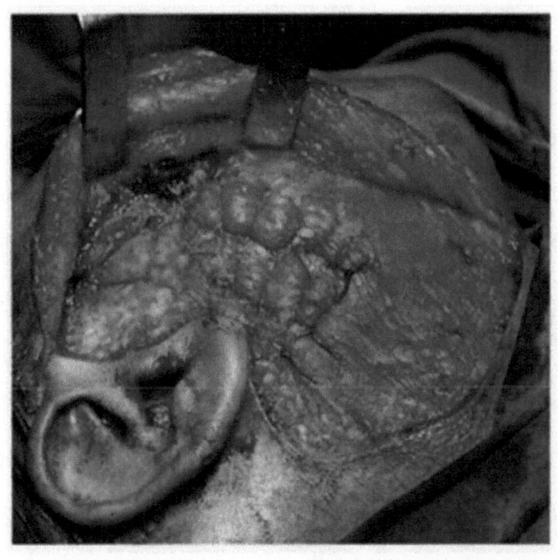

Um espartilho é uma peça de vestuário utilizada para segurar e moldar o tronco de acordo com a forma desejada para fins estéticos ou ortopédicos. O procedimento de sutura do espartilho consiste em colocar as incisões nas linhas de junção das subunidades cosméticas e nas linhas de tensão da pele mais próximas da zona da lesão e levantar um retalho no plano do sistema aponeurótico muscular subsuperficial (SMAS) ou no plano subcutâneo, consoante o tipo de lesão. Segue-se a colocação de um fio de sutura bioreabsorvível (polidioxanona) que percorre um looping vertical contínuo desde o subcutâneo até à camada profunda e de uma extremidade à outra, incorporando a lesão no interior da sutura. A sutura é avançada em intervalos regulares e equidistantes para envolver a maior parte da lesão, resultando na compressão dos espaços vasculares e na obstrução dos vasos aferentes e eferentes. Isto reduz o risco de hemorragia e inchaço, e reduz o tamanho da lesão. O fornecimento de sangue é interrompido devido à obstrução dos vasos aferentes. Em lesões grandes, esta sutura deve ser realizada de forma paralela, cobrindo toda a lesão no sentido superior para inferior e medial para lateral, de forma a ocluir os canais vasculares regionais, interrompendo e obstruindo a circulação sanguínea no tumor. É importante realizar a sutura em espartilho desta forma devido à presença de uma rede sinuosa, sinuosa e aleatória de canais vasculares e circulação colateral presentes no tumor. Estas suturas devem ser apertadas de forma cautelosa, lenta e progressiva, de modo a obter-se um estrangulamento gradual e completo dos canais vasculares, até se assegurar o encerramento total dos seus lúmens. Este procedimento descomprime completamente a lesão e reduz o risco de hemorragia pós-operatória. O excesso de pele é então marcado no retalho e excisado. O encerramento é efectuado principalmente com um dreno fixado, deixando uma cicatriz bastante aceitável[24,32]

GESTÃO DE LESÕES VASCULARES DE ALTO FLUXO

O tratamento das MAVs continua a evoluir com o advento da tecnologia e dos medicamentos modernos. Têm sido utilizadas várias opções de tratamento, desde a escleroterapia, a angioembolização e a redução cirúrgica.[49]

As lesões de alto fluxo, como as MA ou MAV, apresentavam o risco de hemorragia excessiva no intra-operatório e necessitavam de controlo vascular pré-cirúrgico antes da sua excisão. O controlo vascular em lesões de alto fluxo pode ser conseguido através do controlo da AEC ou da embolização endovascular. A forma mais antiga de tratamento cirúrgico das MAVs era a ligadura arterial proximal, que teve origem no tratamento bem-sucedido de Hunter de um aneurisma poplíteo. No entanto, esta abordagem raramente é curativa e, de facto, corre um risco significativo de agravar os problemas ao colocar uma maior exigência nos vasos colaterais. Nesta situação, os vasos colaterais não só sustentam a lesão original como, no processo de alargamento subsequente, actuam para aumentar o seu tamanho total. O controlo judicioso, em vez da ligadura, é, portanto, a chave.

As lesões vasculares de alto fluxo são submetidas a um desbaste cirúrgico ou a uma excisão assistida por um controlo intra-operatório do ECA/embolização pré-operatória/ambos. Estas lesões podem exigir reconstrução primária se envolverem as subunidades estéticas da face e da cavidade oral. É muito importante estar familiarizado com as várias subunidades anatómicas da face para definir a extensão e o envolvimento destas lesões. As abordagens cirúrgicas a estas unidades são quase sempre mantidas ao longo das linhas de tensão da pele, deixando os resultados finais esteticamente aceitáveis. A compreensão das diferentes camadas e planos de dissecção na cabeça e no pescoço é importante para abordar e tratar estas anomalias vasculares.

A chave para uma excisão bem sucedida é a obtenção de controlo vascular no momento da excisão. Existem diferentes modalidades que o cirurgião pode utilizar para o conseguir.

a) A embolização intra-lesional é empregue em malformações venosas de baixo fluxo utilizando agentes como o *V-butil* cianoacrilato. Isto ajuda a solidificar a lesão no interior do reservatório venoso.
b) A embolização endovascular consiste na utilização de agentes absorvíveis/não absorvíveis (partículas de PVA, esferas de silicone, bobinas de Ti) injectados no nidus da

lesão através de vasos de alimentação.

O principal vaso de alimentação da região maxilofacial é a artéria carótida externa e os seus ramos. O controlo do fluxo sanguíneo reduziria significativamente a hemorragia intra-operatória.

Embolização

A embolização é definida como a "introdução terapêutica de várias substâncias na circulação para ocluir vasos, quer para parar ou prevenir hemorragias, quer para desvitalizar uma estrutura, tumor ou órgão através da oclusão do seu fornecimento de sangue ou para reduzir o fluxo sanguíneo para uma malformação arteriovenosa". A embolização tem três objectivos terapêuticos no tratamento de malformações vasculares: objetivo adjuvante, objetivo curativo e objetivo paliativo.

Refere-se à inserção de um agente intravascular para controlar a hemorragia ou para fins de desvascularização

- Indicações para a embolização

  - Ocluir a fonte ativa ou potencial de hemorragia Rutura vascular, aneurismas, pseudoaneurismas, fístulas arteriovenosas e varizes

- Desvascularização do tumor
- Redistribuição do fluxo para proteger o tecido ou facilitar o fluxo para outro tecido
- Tratamento das malformações arteriovenosas ou venosas congénitas
- Tratamento da insuficiência venosa

Estão disponíveis vários agentes de embolização, que são seleccionados com base na indicação para a embolização, na duração pretendida da embolização e nos alvos específicos para a embolização; podem ser divididos, em termos gerais, em agentes embólicos temporários e permanentes

- Por exemplo, seria desejável um agente embólico permanente num doente com uma fístula arteriovenosa
- Os agentes embólicos também podem ser diferenciados pelo tamanho da oclusão do vaso - (pequeno, médio ou grande) e pelo mecanismo de ação - (obstrução do fluxo, trombose ou esclerose)

Em geral, os agentes embólicos mais pequenos embolizam os vasos mais distais (ou seja, capilares), enquanto os agentes embólicos maiores embolizam os vasos mais proximais Alguns agentes embólicos (ou seja, Onyx) podem adaptar-se ao lúmen do vaso e, por conseguinte, obstruir o fluxo tanto nos vasos pequenos como nos grandes.

Agentes embólicos temporários-

Partículas embólicas que obstruem temporariamente o fluxo **Gelfoam ou Surgifoam** - Utilizadas habitualmente para embolizar temporariamente uma hemorragia arterial aguda. Pode ser preparado em forma de "torpedo" ou de "pasta", consoante a indicação para embolização

Avitene

Constituído por colagénio microfibrilar; reabsorve completamente com recanalização do vaso tratado no prazo de 2 meses

Coágulo autólogo

Entrega de produtos sanguíneos trombosados do próprio doente.

Reabsorção completa com recanalização do vaso tratado em poucas horas (duração de ação muito curta)

Agentes embólicos permanentes

Bobinas

As bobinas são agentes embólicos radiopacos e

permanentes, que se apresentam em várias formas e tamanhos e funcionam principalmente através de obstrução mecânica com subsequente recrutamento da cascata de coagulação do próprio doente e ativação plaquetária para oclusão permanente do vaso

Revestidos com fibras minúsculas e/ou hidrogel que iniciam a agregação plaquetária. As bobinas devem ser ligeiramente maiores do que o diâmetro do lúmen do vaso alvo para evitar o risco de deslocamento (aproximadamente 10-20% maior do que o lúmen do vaso)

"Bobinas empurráveis": implantadas através de um microcateter através de um fio empurrador de bobina com subsequente injeção semi-forçada de ~2cc de solução salina; difícil de recuperar após a implantação se mal posicionadas

"Bobinas destacáveis": podem ser implantadas mecânica ou eletricamente e podem ser recuperadas em caso de mau posicionamento

- Útil para shunts de alto fluxo ou vasos vitais.

---Partículas

As partículas são essencialmente sólidos minúsculos que induzem uma embolia permanente

- A gelfoam é tecnicamente uma partícula que apenas proporciona uma embolização temporária

Normalmente, têm uma boa penetração em pequenos vasos (melhor do que as bobinas, mas não tão boa como os agentes embólicos líquidos)

Embolia não esférica - Álcool polivinílico (PVA)

- As partículas de PVA não são aparas esféricas irregulares de blocos de PVA que variam em tamanho de 50 a 1200 µm
- Embolizam ao aglomerarem-se após a injeção e ao ocluírem mecanicamente o lúmen do vaso através da ativação da cascata de coagulação.

Embolia esférica - "Microesferas"

- Os agentes embólicos esféricos, ou "microesferas", também variam em tamanho (50-1200 µm) e tendem a não se aglomerar como as partículas não esféricas de PVA, resultando numa localização mais previsível da localização da agregação e do tamanho da oclusão do vaso.

Tampões vasculares

Tampão de malha de nitinol radiopaco expansível que oclui mecanicamente o vaso alvo, proporcionando uma embolização permanente Permite a oclusão do vaso numa única etapa com um posicionamento preciso Deve ser sobredimensionado em relação ao vaso alvo em 25-50%.

Líquidos

Os agentes embólicos líquidos proporcionam geralmente uma excelente penetração e oclusão de pequenos vasos

- A administração é por vezes difícil de controlar, dependendo da dinâmica do fluxo e das propriedades do agente embólico. O grande risco é a embolização fora do alvo devido a um fluxo vascular superior ao esperado.

Etanol

- O etanol (96-98%) é um agente embólico líquido que provoca imediatamente a desnaturação das proteínas e a trombose permanente dos vasos.

Pode embolizar um órgão inteiro, se desejado.

Cola (N-butil cianoacrilato [n-BCA])

- Agente embólico líquido não reabsorvível e não radiopaco.
- Mais utilizado no tratamento de malformações vasculares, nomeadamente intracranianas.

Ônix

- Onyx é um copolímero de etileno e álcool vinílico (EVOH) misturado com dimetil sulfóxido (DMSO) e opacificado com pó de tântalo micronizado radiopaco (adicionado para visualização fluoroscópica)

- Quando o Onyx encontra sangue, o DMSO difunde-se rapidamente, resultando na precipitação e solidificação do polímero de álcool - que se diz ter um fluxo "tipo lava" em comparação com um líquido de fluxo livre, como o etanol.

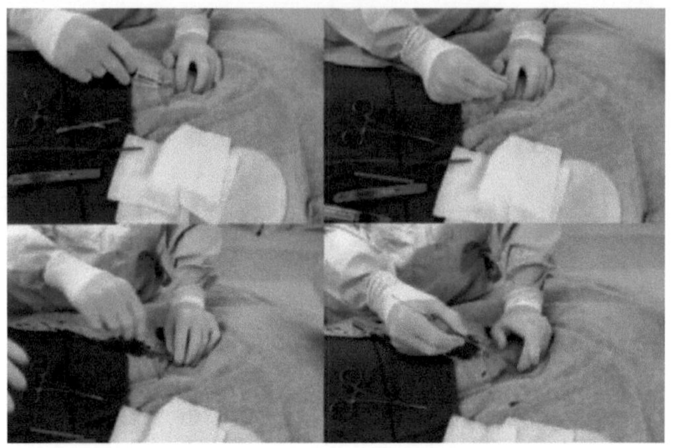

Acesso vascular obtido através da artéria femoral.

A angiografia é realizada primeiro com injecções selectivas das artérias carótidas interna e externa. A artéria que alimenta o tumor é acedida com um microcateter e a angiografia é efectuada com especial atenção às anastomoses entre as artérias carótida e vertebral. Todas as anastomoses potencialmente perigosas são embolizadas com uma bobina antes da embolização com partículas.

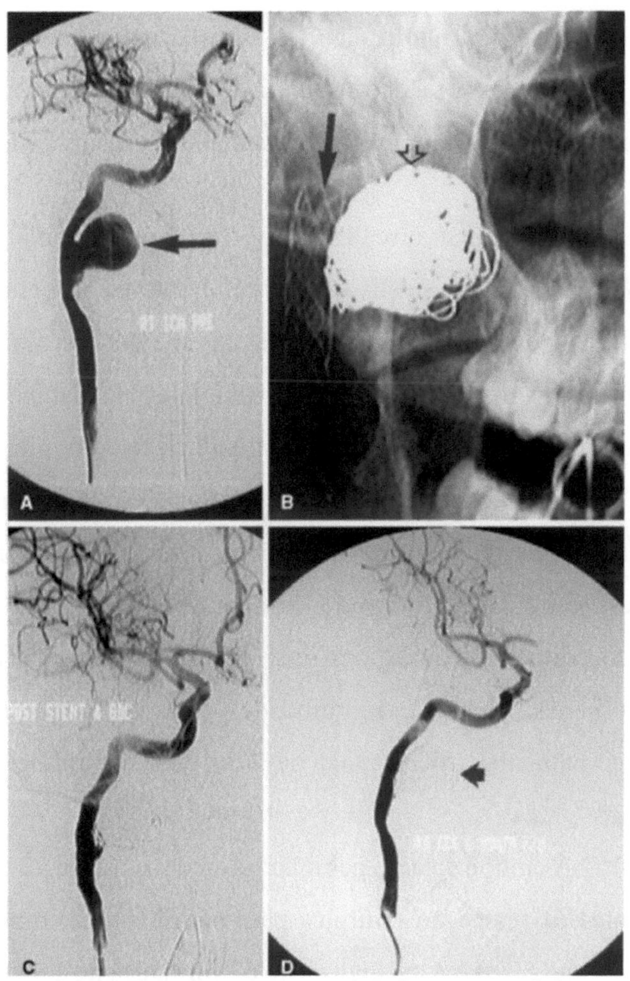

Embolização transarterial de uma artéria

Malformação venosa utilizando bobinas Onyx.

O objetivo da embolização vascular de tumores na cabeça e no pescoço é a desvascularização de lesões antes da excisão cirúrgica ou para parar a hemorragia tumoral.

É frequentemente realizada por via transarterial e o objetivo é ocluir seletivamente com material embólico os alimentadores da artéria carótida externa que, idealmente, fornecem os leitos capilares arteriolares no parênquima tumoral, de modo a evitar a colateralização. Isto minimiza a perda de sangue durante a cirurgia, proporciona um campo limpo para a ressecção cirúrgica, melhora a ressecabilidade, torna a lesão passível de diferentes procedimentos cirúrgicos que não eram anteriormente possíveis, reduz a morbilidade, encurta o tempo de internamento e reduz a taxa de recorrência do tumor. -

A embolização é geralmente efectuada 24 a 72 horas antes da ressecção cirúrgica para permitir uma trombose máxima e evitar a recanalização e a formação de colaterais. - Os tumores da base do crânio que são supridos por ramos da ACI podem ser difíceis de canular e implicam um risco acrescido de refluxo do agente embólico e de embolização sem alvo. Nesses casos, a embolização percutânea direta do tumor pode ser realizada com agentes embolizantes líquidos, como a cola NBCA ou Onyx.

As lesões vasculares benignas podem ser tratadas com embolização sem necessidade de cirurgia posterior, como é o caso de alguns hemangiomas congénitos.

Os tumores da cabeça e do pescoço mais frequentemente embolizados incluem os tumores glómicos, os angiofibromas e os meningiomas. O uso mais comum da embolização é visto no tratamento de angiofibromas nasais juvenis - tumores altamente vasculares originados na fossa pterigopalatina que podem se expandir agressivamente através do forame esfenopalatino para envolver outras regiões vizinhas. Outros tumores passíveis de embolização pré-operatória incluem neuroblastomas estésicos, schwannomas, rabdomiossarcomas, plasmocitomas, cordomas, hemangiopericitomas, neurofbromas difusos e metástases.

Os agentes embolizantes habitualmente utilizados incluem partículas de álcool polivinílico (PVA) e embosferas, normalmente com um tamanho entre 100 e 300 microns, bem como agentes embólicos líquidos, Onyx, esponja de gelatina e bobinas. As bobinas de embolização não são normalmente utilizadas se for realizada uma ressecção cirúrgica aberta, mas podem ser úteis se for planeada uma ressecção endoscópica, uma vez que a embolização proximal da artéria de alimentação após a embolização do tumor com partículas pode proporcionar uma proteção adicional contra lesões dos vasos e hemorragias intra-operatórias.

TRATAMENTO CIRÚRGICO DAS MALFORMAÇÕES ARTERIOVENOSAS

As grandes MAVs da região maxilo-facial são desfigurantes devido à sua localização e natureza. Causam morbilidade e mortalidade significativas em crianças e adultos.[6]

As malformações maxilo-faciais podem causar hemorragias profusas, obstrução visual, obstrução das vias respiratórias, ulceração e dor, conduzindo a deficiências funcionais e desfigurações estéticas nestes doentes. [50,51]

O tratamento cirúrgico é o aspeto mais importante no tratamento das lesões vasculares.

Esta começa no momento da sua apresentação. Nas

anomalias da cabeça e do pescoço, opta-se pela cirurgia nas seguintes situações:

1. Presença de problemas funcionais como respiração, fala ou episódios hemorrágicos.
2. As lesões apresentam um desafio estético significativo.
3. Falha de todas as outras modalidades de tratamento que são menos intrusivas. A dinâmica do fluxo da lesão determina o tratamento cirúrgico. As pequenas malformações vasculares de baixo fluxo (venosas/linfáticas/linfo-venosas) são tratadas com escleroterapia seguida de cirurgia ou apenas com cirurgia. As lesões maiores de baixo fluxo são submetidas a debulking ou corseting com ou sem escleroterapia.

A literatura sugere que se aguarde pelo menos 1 a 3 dias pós-embolização antes de se iniciar um plano cirúrgico, uma vez que a hipótese sugere que períodos de espera mais longos podem resultar na expansão da lesão. Pedreira et al.19 demonstraram na sua revisão que a espera prolongada permitiu uma melhor demarcação da lesão e reduziu o edema.

A maior parte destas lesões podem ser excisadas com a pele ou a mucosa para serem removidas na totalidade. Tem-se o cuidado de colocar as incisões ao longo das linhas de tensão da pele do rosto e do pescoço para evitar resultados inestéticos. É difícil selecionar estas linhas em indivíduos jovens, pelo que se tenta colocar a incisão em pregas cutâneas proeminentes como a nasolabial, mentolabial, pré-auricular e a prega cutânea inferior do pescoço. As lesões da língua, se bem circunscritas, são na maioria das vezes excisadas na totalidade ou desbastadas em forma de V para conseguir um encerramento primário.

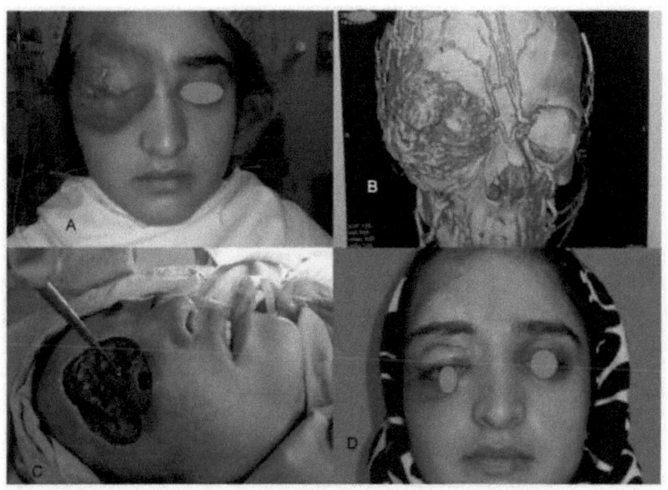

A ressecção completa da malformação proporciona a melhor hipótese de minimizar a taxa de recorrência.[37] As áreas tecnicamente difíceis de reconstruir, como as unidades estéticas da face, constituem um desafio para o cirurgião. A principal importância deve ser dada à remoção do nidus e à excisão completa da lesão, sempre que possível. Após a embolização, a identificação dos alimentadores é efectuada com um Doppler de lápis e ligada antes da excisão da lesão. Esta técnica permitiu um bom controlo cirúrgico da malformação e ajudou a controlar a perda de sangue.

As lesões resistentes e não tratadas podem ser

operadas com excisão completa e encerramento primário ou reconstrução do defeito, conforme necessário. Qualquer cirurgia deve ser efectuada após a elevação dos retalhos subcutâneos ao longo das linhas de tensão da pele da face. As incisões habitualmente utilizadas são: pré-auricular com prega cutânea do pescoço ou extensão temporal, incisão apenas na prega do pescoço, abordagem nasolabial, abordagem coronal, etc. São feitas todas as tentativas para manter um plano sub SMAS.

Existe sempre o risco de desbaste excessivo do retalho cutâneo, devendo ter-se o cuidado de evitar a formação de buracos nos botões e a necrose avascular da pele. A lesão é excisada por completo ou desbastada, consoante o seu tamanho.

O acesso é obtido através de:

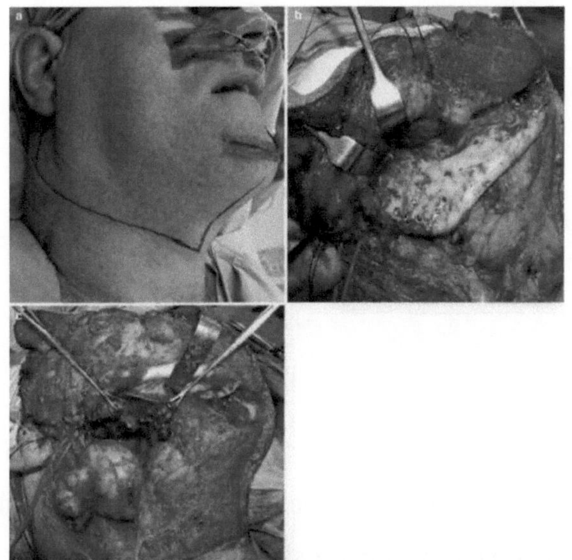

Mandibulotomia.

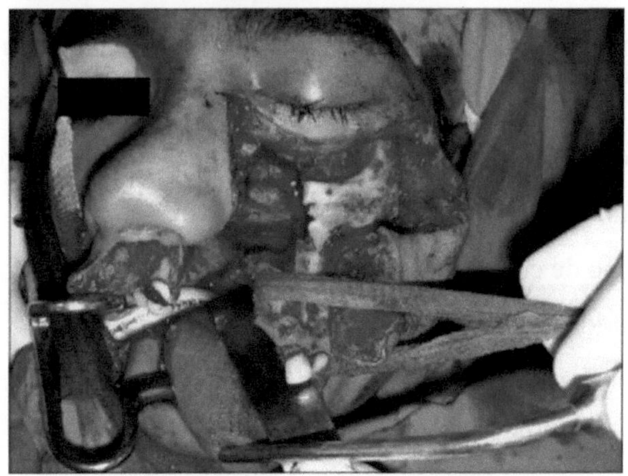

Osteotomia do Forte Maxilar

Osteotomia zigomática

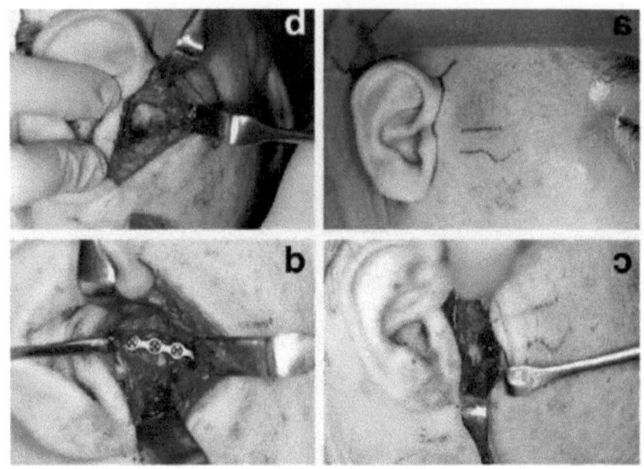

A cobertura reconstrutiva é efectuada de acordo com o defeito, sendo posteriormente realizados procedimentos secundários para melhorar a simetria e o contorno facial. Os retalhos livres têm uma vascularização normal e pensa-se que suprimem o ciclo hipóxico responsável pelo crescimento da MAV. Alguns estudos sugerem que a transferência de tecido livre, com a sua fisiologia normal, actua como um "retalho regulador", suprimindo a MAV residual ao não apoiar a formação de colaterais. Bradley et al. sugerem que a cobertura utilizando um retalho livre é uma opção segura, se a anastomose microvascular for colocada longe de grandes vasos patológicos.[26] Pelo contrário, alguns estudos sugerem a utilização do vaso de alimentação como um vaso recetor para a transferência de tecido livre. Yamamoto et al.[2] 7 relataram 12 casos em que utilizaram o vaso de alimentação para a anastomose e não registaram a formação de trombos no pós-operatório. No entanto, normalmente os vasos patológicos são evitados para anastomose. [51,55,56]

A reconstrução de defeitos pode ser gerida com:

1. Fecho primário
2. Retalhos de avanço local
3. Retalhos pediculares regionais
4. Retalhos compostos microvasculares.

Qualquer cirurgia nestas lesões apresenta um risco de hemorragia potencialmente fatal com desafios na obtenção de hemostase, especialmente as que envolvem os principais vasos sanguíneos na área da base do crânio. As osteotomias de acesso devem ser utilizadas livremente nestes casos, para não comprometer a visibilidade e para ajudar na hemostase adequada, seguida da excisão da lesão.[24]

CONCLUSÃO

As malformações vasculares são um grupo heterogéneo de doenças. Cada tipo de malformação tem características únicas que a tornam muito diferente das outras. Só um diagnóstico claro e correto pode conduzir a resultados óptimos. No entanto, a raridade da lesão não permite um conhecimento completo destas doenças. A nomenclatura para classificar estas lesões é frequentemente utilizada de forma intercambiável e inadequada. As malformações clinicamente significativas são pouco frequentes e os doentes com estas malformações são raramente encontrados em serviços médicos primários, o que torna a maioria dos médicos inexperientes na prestação de cuidados óptimos. A RM com sequências dinâmicas com contraste é a base do diagnóstico e da caraterização destas lesões. A identificação de um nidus e a classificação em categorias de alto ou baixo fluxo são importantes determinantes da modalidade de tratamento e devem ser procuradas durante a avaliação destas lesões. É importante notar que, apesar da intervenção terapêutica optimizada, muitas destas lesões recorrem e requerem múltiplas sessões de tratamento e decisões de gestão complexas. Recomenda-se o encaminhamento para uma equipa de anomalias vasculares quando se considera o tratamento de hemangiomas e malformações vasculares "problemáticos". A terapia cirúrgica aberta tradicional totalmente integrada com a terapia endovascular pode alcançar melhores resultados de tratamento, mesmo para lesões outrora tabu devido à morbilidade proibitivamente elevada acompanhada. Uma equipa multidisciplinar constituída por radiologistas de intervenção, cirurgiões orais e maxilofaciais, pediatras e cirurgiões plásticos, com novas estratégias de tratamento, pode melhorar os resultados do tratamento a longo prazo com uma morbilidade e uma recorrência reduzidas em relação à abordagem convencional. Os protocolos de tratamento devem ser flexíveis e adaptados individualmente a cada caso. Por conseguinte, a gestão de lesões vasculares individuais e a adoção de uma política de "tamanho único" pode ser desaconselhada.

BIBLIOGRAFIA

1. Nair SC. Anomalias vasculares da região da cabeça e do pescoço. Jornal de cirurgia maxilofacial e oral. 2018 Mar;17(1):1-2.
2. Nair SC, Spencer NJ, Nayak KP, Balasubramaniam K. Surgical management of vascular lesions of the head and neck: a review of 115 cases. Revista internacional de cirurgia oral e maxilofacial. 2011 Jun 1;40(6):577 -83.
3. Dasgupta R, Fishman SJ. Classificação ISSVA. InSeminários em cirurgia pediátrica 2014 Ago 1 (Vol. 23, No. 4, pp. 158-161). WB Saunders.
4. Alirezaei S, Baharvand M, Rezaei M, Azizi A, Tavakoli B. Gestão de malformações vasculares em áreas perigosas da cavidade oral: A experiência iraniana e a revisão das modalidades de tratamento. Jornal Aberto de Estomatologia. 2014 Mar 5;2014.
5. Callahan AB, Yoon MK. Hemangiomas infantis: A review. Saudi Journal of Ophthalmology. 2012 Jul 1;26(3):283-91.
6. Orlow SJ, Isakoff MS, Blei F. Aumento do risco de hemangiomas sintomáticos das vias respiratórias em associação com hemangiomas cutâneos numa

distribuição em "barba". The Journal of pediatrics. 1997 Oct 1;131(4):643-6.

7. Schwartz SR, Blei F, Ceisler E, Steele M, Furlan L, Kodsi S. Risk factors for amblyopia in children with capillary hemangiomas of the eyelids and orbit. Journal of American Association for Pediatric Ophthalmology and Strabismus. 2006 Jun 1;10(3):262-8.
8. Richter GT, Friedman AB. Hemangiomas e malformações vasculares: teoria atual e gestão. Revista internacional de pediatria. 2012 Jan 1;2012.
9. Kohout MP, Hansen M, Pribaz JJ, Mulliken JB. Malformações arteriovenosas da cabeça e do pescoço: história natural e tratamento. Plástico e cirurgia reconstrutiva. 1998 Set 1;102(3):643-54.
10. Mulliken JB, Glowacki J. Hemangiomas e malformações vasculares em bebés e crianças: uma classificação baseada nas características endoteliais. Plastic and reconstructive surgery. 1982 Mar 1;69(3):412 -20.
11. Bashir U, Shah S, Jeph S, O'Keeffe M, Khosa F. Magnetic resonance (MR) imaging of vascular

malformations. Jornal Polaco de Radiologia. 2017;82:731.

12. Jackson IT, Keskin M, Yavuzer R, Kelly CP. Compartimentalização de malformações vasculares maciças. Plastic and reconstructive surgery. 2005 Jan 1;115(1):10-21.
13. Uller W, Alomari AI, Richter GT. Malformações arteriovenosas. Seminários em Cirurgia Pediátrica 2014 1 de agosto (Vol. 23, No. 4, pp. 203 -207). WB Saunders.
14. Diaz-Daza O, Arraiza FJ, Barkley JM, Whigham CJ. Endovascular therapy of traumatic vascular lesions of the head and neck. Cardiovascular and interventional radiology. 2003 Jun;26:213 -21.
15. Sepulveda A, Buchanan EP. Tumores vasculares. InSeminários em cirurgia plástica 2014 maio (Vol. 28, No. 02, pp. 049-057). Thieme Medical Publishers.
16. Cox JA, Bartlett E, Lee EI. Vascular malformações: uma revisão. InSeminars in plastic surgery 2014 May (Vol. 28, No. 02, pp. 058 -063). Thieme Medical Publishers.
17. Brahmbhatt AN, Skalski KA, Bhatt AA. Lesões vasculares da cabeça e pescoço: uma atualização da

classificação e revisão imagiológica. Insights sobre imagem. 2020 Dec;11:1-8.

18. Orme CM, Boyden LM, Choate KA, Antaya RJ, King BA. Malformação capilar-Síndrome de malformação arteriovenosa: revisão da literatura, critérios de diagnóstico propostos e recomendações de tratamento. Pediatric Dermatology. 2013 Jul;30(4):409 -15.
19. Rachappa MM, Triveni MN. Capilar hemangioma ou granuloma piogénico: Um dilema de diagnóstico. Odontologia clínica contemporânea. 2010 Abr 1;1(2):119-22.
20. Azizkhan RG. Anomalias vasculares complexas. Cirurgia Pediátrica Internacional. 2013 Out;29:1023-38.
21. Kunimoto K, Yamamoto Y, Jinnin M. Classificação ISSVA das anomalias vasculares e biologia molecular. Revista Internacional de Ciências Moleculares. 2022 Feb 21;23(4):2358.
22. Ji Y, Chen S, Yang K, Xia C, Li L. Kaposiform hemangioendotelioma: conhecimentos actuais e perspectivas futuras. Jornal Orphanet de Doenças Raras. 2020 Dec;15:1-6.

23. Visser A, FitzJohn T, Tan ST. Tratamento cirúrgico da malformação arteriovenosa.
Jornal de cirurgia plástica, reconstrutiva e estética. 2011 Mar 1;64(3):283 -91.
24. Sanjiv C. Nair - Srinivasa R. Chandra Editores Tratamento das lesões vasculares da cabeça e do pescoço
25. Marler JJ, Mulliken JB. Gestão atual de hemangiomas e malformações vasculares. Clínicas em cirurgia plástica. 2005 Jan 1;32(1):99 - 116.
26. Liu AS, Mulliken JB, Zurakowski D, Fishman SJ, Greene AK. Arteriovenosa extracraniana malformações: progressão natural e recorrência após tratamento. Plástica e
cirurgia reconstrutiva. 2010 Apr 1;125(4):1185 - 94.
27. Murthy J. Anomalias vasculares. Indian J Plst Surg. 2005 Jan 1;38:56-62.
28. Buckmiller LM, Richter GT, Suen JY. Diagnóstico e tratamento de hemangiomas e malformações vasculares da cabeça e do pescoço. Doenças orais. 2010 Jul;16(5):405-18.
29. Brown T. Albany State University: um centenário história: 1903-2003. Editora Arcádia; 2003
1 de julho.

30. Padia R, Bly R, Bull C, Geddis AE, Perkins J. Gestão médica de anomalias vasculares. Opções de tratamento actuais em pediatria. 2018 Jun;4:221-36.
31. Mishra M, Singh G, Gaur A, Tandon S, Singh A. Papel da escleroterapia no tratamento de malformações vasculares na região maxilofacial: A nossa experiência. Jornal Nacional de Cirurgia Maxilofacial. 2017 Jan 1;8(1):64 -9.
32. Nair SC, Chawla JP, Shroff SS, Kumar B, Shah A. Corseting: uma nova técnica para a gestão de malformações venosas difusas na região da cabeça e pescoço. Jornal Internacional de Cirurgia Oral e Maxilofacial. 2018 Dec 1;47(12):1534-40.
33. Wirth FA, Lowitt MH. Diagnóstico e tratamento das lesões vasculares cutâneas. American Family Physician. 1998 Feb 15;57(4):765 -73.
34. Odeyinde SO, Kangesu L, Badran M. Sclerotherapy for vascular malformations: complications and a review of techniques to avoid them. Journal of plastic, reconstructive & aesthetic surgery. 2013 Feb 1;66(2):215 -23.
35. Derby LD, Low DW. Tratamento a laser de malformações vasculares venosas faciais. Anais de

cirurgia plástica. 1997 Abr 1;38(4):371 -8.

36. Allison DJ, Kennedy A. ABC of vascular doenças. Arteriovenosa periférica malformações. BMJ: British Medical Journal. 1991 Nov 11;303(6811):1191.

37. Shabbir F, Rashid M, Khan MI, Khan AH, Goher M. Our Experience in the Surgical Management of Arterio-Venous Malformations of the head and neck (A nossa experiência na gestão cirúrgica das malformações arterio-venosas da cabeça e do pescoço). JPRAS aberto. 2024 Jun 1;40:59 -67.

38. Boyd VC, Bui D, Levy ML, Naik B, Hicks MJ, Hollier L. Cirurgia: o tratamento de eleição para hemangiomas. InSeminars in Plastic Surgery 2006 Aug (Vol. 20, No. 03, pp. 163 -168).
Copyright© 2006 by Thieme Medical Publishers, Inc., 333 Seventh Avenue, New
York, NY 10001, EUA.

39. Srinivas CR, Kumaresan M. Lasers para tratamento vascular
lesões: directrizes padrão de cuidados. Indiano Jornal de Dermatologia, Venereologia e Leprologia. 2011 maio 1;77:349.

40. Redondo P. Malformações vasculares (I). Conceito, classificação, patogénese e características clínicas. Actas Dermo-Sifiliográficas (Edição em Inglês). 2007 Jan 1;98(3):141 -58.

41. Waner M, Suen JY. Uma classificação de lesões vasculares congénitas. Hemangiomas e Malformações vasculares da cabeça e do pescoço. 1999:1-2.

42. Redondo P. Malformações vasculares (I). Conceito, classificação, patogénese e características clínicas. Actas Dermo-Sifiliográficas (Edição em Inglês). 2007 Jan 1;98(3):141-58.

43. Dasgupta R. Surgical management of vascular anomalias. Otorrinolaringologia atual Relatórios. 2014 Dec;2:285-91.

44. Rodesch G, Soupre V, Vazquez MP, Alvarez H, Lasjaunias P. Malformações arteriovenosas das arcadas dentárias - o lugar da terapia endovascular: são apresentados os resultados de 12 casos. Jornal de Cirurgia Cranio-Maxilo-Facial. 1998 Oct 1;26(5):306-13.

45. Fukuzawa S, Yamagata K, Okubo-Sato M, Terada K, Uchida F, Ishibashi-Kanno N,

Bukawa H. Efeito terapêutico da escleroterapia com polidocanol nas malformações vasculares orais. Revista de odontologia. 2021 Oct 14;9(10):119.

46. Brauer JA, Geronemus RG. Laser treatment in the management of infantile hemangiomas and capillary vascular malformations (Tratamento com laser no tratamento de hemangiomas infantis e malformações vasculares capilares). Técnicas em Radiologia Vascular e Intervencionista. 2013 Mar 1;16(1):51-4.
47. Blatt J, McLean TW, Castellino SM, Burkhart CN. A review of contemporary options for medical management of hemangiomas, other vascular tumors, and vascular malformations. Pharmacology & therapeutics. 2013 Sep 1;139(3):327-33.
48. Ruiz DS, Barnett BP, Gailloud P. Craniocervical Anatomia Vascular. Guiado por imagem Intervenções: Série Expert Radiology, Terceiro Edição 2020 Jan 1 (pp. 454 -472). Elsevier.
49. Shabbir F, Rashid M, Khan MI, Khan AH, Goher M. Our Experience in the Surgical Management of Arterio-Venous Malformations of the head and neck (A nossa experiência na gestão cirúrgica das malformações arterio-venosas da cabeça e do pescoço). JPRAS aberto.

2024 Jun 1;40:59-67.

50. Donnelly LF, Adams DM, Bisset III GS. Malformações vasculares e hemangiomas: uma abordagem prática numa clínica multidisciplinar. American Journal of Roentgenology. 2000 Mar;174(3):597-608.
51. Kohout MP, Hansen M, Pribaz JJ, Mulliken JB. Malformações arteriovenosas da cabeça e pescoço: história natural e tratamento. Cirurgia plástica e reconstrutiva. 1998 Set 1;102(3):643-54.
52. Pompa V, Valentini V, Pompa G, Di Carlo S, Bresadola L. Treatment of high-flow arteriovenous malformations (AVMs) of the head and neck with embolization and surgical resection. Annali Italiani di Chirurgia. 2011 Jul 1;82(4):253-259.
53. Visser A, FitzJohn T, Tan ST. Tratamento cirúrgico da malformação arteriovenosa. Journal of Plastic, Reconstructive and Aesthetic Surgery (Jornal de Cirurgia Plástica, Reconstrutiva e Estética). 2011 Mar 1;64(3):283 -291
54. Hong JP, Choi JW, Chang H, Lee TJ. Reconstrução da face após ressecção de malformações arteriovenosas

utilizando retalho perfurante anterolateral da coxa. Jornal de Cirurgia Craniofacial. 2005 Sep 1;16(5):851 - 855.

55. Tark KC, Chung S. Alteração histológica de Malformações arteriovenosas da face e do couro cabeludo após transferência de retalho livre. Plástica e Cirurgia Reconstrutiva. 2000 Jul 1;106(1):87 - 93.
56. DesPrez JD, Kiehn CL, Vlastou C, Bonstelle C. Malformação arteriovenosa congénita da cabeça e do pescoço. American Journal of Surgery. 1978 Oct 1;136(4):424-429. 25.
57. Léauté-Labrèze C. Controlo médico das anomalias vasculares da cabeça e do pescoço. Jornal de Patologia Oral e Medicina. 2022 Nov;51(10):837-43.
58. Giese RA, Valero C, Shah JP. Cirúrgico gestão de tumores vasculares e malformações da cabeça e pescoço em adultos. Jornal de Patologia Oral e Medicina. 2022 Nov;51(10):854-9.
59. Dorrity J, Mack J, Wong K, Richter GT. Tratamento multimodal das anomalias vasculares da cabeça e do pescoço. Jornal de Patologia Oral e Medicina. 2022 Nov;51(10):860 -71.
60. Krt A, Cemazar M, Lovric D, Sersa G, Jamsek

C, Groselj A. Combinação de cateterização superselectiva e electroquimioterapia: uma nova abordagem tecnológica para o tratamento de malformações vasculares de alto fluxo da cabeça e do pescoço. Fronteiras em Oncologia. 2022 Nov 29;12:1025270.

61. Plettendorff L, Werner JA, Wiegand S. Vascular Malformations of the Head and Neck in Children. in vivo. 2023 Jan 1;37(1):366 -70.

62. Senthilnathan K, Duraichi BV, Sritharan N, Jayachander K, Kumar PI, Kumar SP, Babu RR, Ramya M. Approach to the Management of Vascular Malformations of Head and Neck and Its Challenges: Uma experiência institucional. Jornal Indiano de Cirurgia Vascular e Endovascular. 2023 Oct 1;10(4):281 -6.

63. Koh DH, Choi HC, Shin HS, Baek HJ, Koh EH, Park MJ, Choi DS. Tratamento Endovascular de Lesões Vasculares Traumáticas na Região da Cabeça e Pescoço. Medicina. 2024 Feb 3;60(2):269.

64. Wiegand S, Dietz A, Wichmann G. Efficacy of sirolimus em crianças com doença linfática malformações da cabeça e do pescoço. Arquivos

Europeus de Oto-Rino-Laringologia. 2022 Aug;279(8):3801-10.

MIX
Papier aus verantwortungsvollen Quellen
Paper from responsible sources
FSC® C105338

Printed by Books on Demand GmbH, Norderstedt / Germany